Fischer · Bender · Fink · Dere
Beckenbodeninsuffizienz

Beckenboden-insuffizienz

Therapieplanung und Behandlung interdisziplinär

Von

Armin Fischer
Heribert Bender
Thomas Fink
Mustafa Kemal Dere

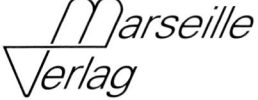

Dr. Armin Fischer
Chefarzt der Frauenklinik, AGUB III

Rekonstruktives Beckenbodenzentrum Rüdesheim
Scivias Krankenhaus St. Josef
Eibinger Straße 9
65385 Rüdesheim am Rhein
Deutschland

Dr. Heribert Bender
Dr. Thomas Fink
Mustafa Kemal Dere

109 Abbildungen, davon 55 farbig, und 1 Tabelle

© 2010 by Hans Marseille Verlag GmbH, München

Inhaberin: Christine Marseille, Verlegerin, München

Herstellungsbüro Wien: Karl Binder, Robert Cipps, Wolfgang Habesohn, Elisabeth Janetschek, Johannes Krumpel, Michael Miedler, Norbert Ryba, Christian Sagmeister, Dr. Günther Samitz

Papier: Symbol Freelife Satin

Druck und Bindung: Holzmann Druck, 86825 Bad Wörishofen

www.marseille-verlag.com

Inhalt

Einführung 7

Vorüberlegungen 9
    Rektozele 13
    Intussuszeption 15
    Rektumprolaps 15
    Anale Inkontinenz 15
    Anale Inkontinenz durch Analprolaps 17

Präoperatives Management 19

Postoperative Behandlung 23

Operative Behandlung 27
    Die chirurgische Behandlung der Rektozele im Rahmen des Gesamtkonzepts 34
        Fußangeln der Rektopexie 34
        Folgen einer Rektopexie 34
    Kombinationseingriffe bei gynäkologisch-koloproktologischen Senkungsleiden 38
    Operationsverlauf 43

Erfolgsstrategien in der Interponatchirurgie 61

    Operationsindikation 61

    Umgang mit Implantaten 61

        Angemessene Implantatgröße 61

        Zuschneiden von Implantaten 65

        Adäquates Implantatmaterial 66

        Dissektionstechnik 66

        Koagulationstechnik 66

        Scheidenhautresektion/Spannung auf den Kolpotomien 66

        Spannungsfreie Adaptation der Wundränder durch fortlaufende oder Einzelknopfnaht 66

        Vermeidung von Falten oder Mehrlagigkeit 66

        Konsequente prä- und postoperative Östrogenisierung 66

        Adäquates Management bei Erosionen 66

    Typen von Erosionen und deren Behandlung 67

Literatur 71

    Übersichtsliteratur 71

    Netzimplantate 72

    Anale Inkontinenz und Verstopfungssyndrom 72

    Diagnostik 72

    Nicht-operative Therapie 73

Autorenverzeichnis 75

Sachverzeichnis 77

Einführung

Die rasche Entwicklung des Fachbereichs »Urogynäkologie« oder »Gynäkologische Urologie« spiegelt sich auch in den Veränderungen im Management urogynäkologischer Erkrankungen wider. Hier ist mehr die Therapie als die Diagnostik betroffen. Der Einsatz von alloplastischen Materialien ist dabei ein wesentlicher Aspekt.

Die Integraltheorie stellt die theoretische Grundlage und Ausgangsbasis der Entwicklung dar. Petros, ihr Entwickler, räumt selbst ein, dass sie nicht perfekt ist. Von den populäreren Theorien ist sie aber die einzige, die weit weniger Fragen offen lässt, weit weniger Antworten auf Fragen zu anatomischem und funktionellem Zusammenhang schuldig bleibt als die anderen, wie Drucktransmissions- oder Hängemattentheorie, um nur 2 der beliebtesten zu nennen.

Um Hippokrates (etwa 450 v. Chr.) sinngemäß zu zitieren: »*Bevor wissenschaftlicher Fortschritt (auf jeglichem Gebiet) erreicht werden kann, muss der menschliche Geist sich von starrem Festhalten an althergebrachte Meinungen lösen.*« Auf unser Fachgebiet übertragen bedeutet dies z. B., dass die Philosophie der Senkungsoperationen vor der Integraltheorie sich allein auf die Behandlung der morphologischen Störungen bezog. Funktionelle Aspekte waren hier von untergeordneter Bedeutung, es gab keinen Ansatzpunkt für die Verknüpfung von Morphologie und Funktion. Je breiter unser Sichtfeld umso eher finden wir für die Patientin vielleicht die passende Lösung zu deren individuellem Problem.

Nun stoßen wir aber auch bei der »bidirektionalen« Sichtweise der **Urogynäkologie** rasch an die Grenzen, wenn es um die umfassenderen Beckenbodendefekte, unter Einbeziehung des »**kolo-proktologischen**« Kompartiments, geht. Um den komplexen Defekten des Beckenbodensystems Rechnung zu tragen, muss der Blick beider Disziplinen, **Urogynäkologie** und **Chirurgie** über den jeweiligen Tellerrand hinausgehen und ein gemeinsames diagnostisches und therapeutisches Konzept erstellt werden, wollen wir GALENS Einsicht (etwa 120 n. Chr.) Rechnung tragen: »*Die Wiederherstellung der Form führt zur Restitution der Funktion*«.

Diese Arbeit zeigt beispielhaft eine Therapieoption bei kombinierter Beckenbodeninsuffizienz auf. Sie soll einen Beitrag zu einer gemeinsamen interdisziplinären »**Perineologie**« leisten.

Entscheidend zu einem Wechsel der Sichtweise in der rekonstruktiven Beckenbodenchirurgie beigetragen haben letztendlich die Erkenntnisse aus der experimentellen Hernienchirurgie der Bauchdecke sowie die Integraltheorie von PETROS, der die Blasen- und Beckenbodenanatomie in einen funktionellen Zusammenhang gestellt hat und uns damit das Werkzeug in die Hand gibt, Funktionsstörungen aus der zerstörten Anatomie heraus zu begreifen und zu korrigieren.

Vorüberlegungen

Eine deszensus-chirurgisch relevante anatomische Grundstruktur hierbei ist die Fascia pelvis: Bestehend aus elastischen Fasernetzen, deren Anordnung der Biomechanik des Beckenbodens entspricht, durchsetzt mit glatten Muskelfasern sowie Nervenendigungen (Rezeptorfunktion?). Die Faszien sind verbunden, womit sich die Kontraktion des Levators auf das Bindegewebe übertragen lässt (vgl. »Lateraldefekt«).

Sie liegt etwas kranial der Levatorplatte und hat eine Trapezform mit Basis nach dorsal, wo zwischen den Sakrouterinligamenten das Rektum passieren kann. Der posteriore Anteil ist gegenüber dem muskulären Hiatus kulissenartig versetzt, was für die Beckenbodenstabilität enorm bedeutsam ist. Die Ansätze sind vorn, die untere Hinterfläche der Symphyse, das COOPER-Band und das Os pubis, seitlich die sog. »white line«, die Verstärkung des Arcus tendineus levatoris ani vom gemeinsamen Ansatz an der Spina ischiadica entlang dem hinteren unteren Rand des Os pubis bis etwa 1 cm an die Symphyse heran sowie hinten die Vorderfläche des 3. und 4. Kreuzbeinwirbels sowie das Lig. sacrouterinum (Abb. 1). Mit diesen Faszien verbunden ist das Centrum tendineum perinei, dessen Bindegewebskern eine Aponeurose der beiden Hälften der Mm. transversus perinei und der Mm. bulbocavernosi darstellt. Verstärkt durch die Fortsetzung der Lamina rectovaginalis der endopelvinen Faszie, die das Genitale vom Anorektum trennt, führt eine Schwächung der abschließenden Querverspannung des Beckenbodens zu einer erheblichen Beeinträchtigung der Stabilität von Blase, Enddarm, Uterus und Perineum.

Die Störungen im Bereich der endopelvinen Faszie und der an der Fixierung der Beckenorgane beteiligten ligamentären Strukturen sind mannigfaltig, auch was deren unterschiedliche Kombinationen angeht.

Die hier zugrunde gelegte Betrachtungsweise verdeutlicht, dass es sich bei den faszialen Defekten im Bereich des Beckenbodens um, zu den Bauchdeckenfasziendefekten in Analogie stehende, morphologische Störungen handelt. Mit anderen Worten: Wir müssen das weibliche Senkungsleiden morphologisch und funktionell als Hernie begreifen und auch als solche behandeln.

Neben der Traktionszystozele (Überdehnung oder Abriss der endopelvin-faszialen Fixierung am Arcus tendineus des M. levator ani) und dem Deszensus des Scheidengrundes (nach Hysterektomie) oder des Uterus (Überdehnung der parametranen und kranial-parakolpanen Bindegewebsstrukturen) ist bei der globalen Beckenbodeninsuffizienz die Rektoenterozele mit chronischer Obstipation (ODS) oder Stuhlinsuffizienz (aufgrund Rektumprolaps II.–III. Grad) beteiligt. Bei der Rektozele (Abb. 2–4) kommt es zu einer Protrusion (verschiedenen Ausmaßes) der Scheidenhinterwand mit der darunter gelegenen Rektumampulle.

Der Defekt in der Lamina rectovaginalis kann auch hier median oder lateral gelegen sein. Eine dritte Option ist der quer verlaufende Defekt oberhalb des Perinealkeils.

Die Ausdehnung des Rektums in die benachbarte Scheide führt zu einem Eintrocknen des angesammelten Stuhls. Hieraus resultieren u. a. die häufig assoziierten Defäkationsprobleme. Da die Bindegewebsschicht im Spatium rectovaginale ohnehin sehr dünn und kaum tragfähig ist und die Fixierung des narbigen Gewebes große Schwierigkeiten macht, ist man in der operativen Sanierung auf alternative Verstärkungsmethoden angewiesen. Die autologe Rekonstruktion verwendet hierzu beispielsweise den Levatormuskel.

Die Enterozele (Abb. 2–4) ist ein Vorfall des Peritonealsackes in die Bruchpforte. Dieser

Abb. 1
Faszienblätter am Beckenboden

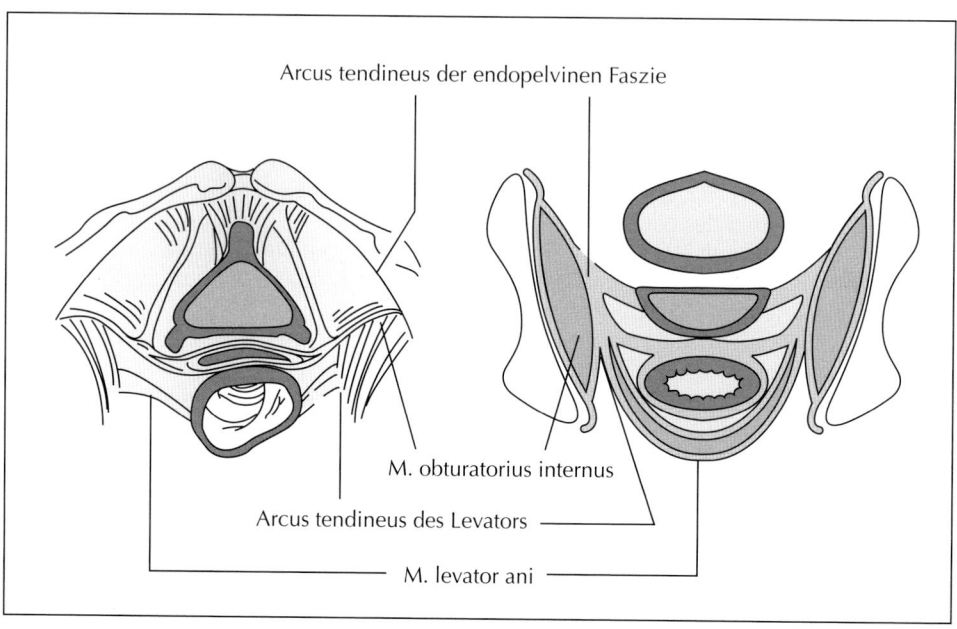

Abb. 2–4
Rekto- und Enterozeleneformen

Abb. 2
Posteriore Enterozele

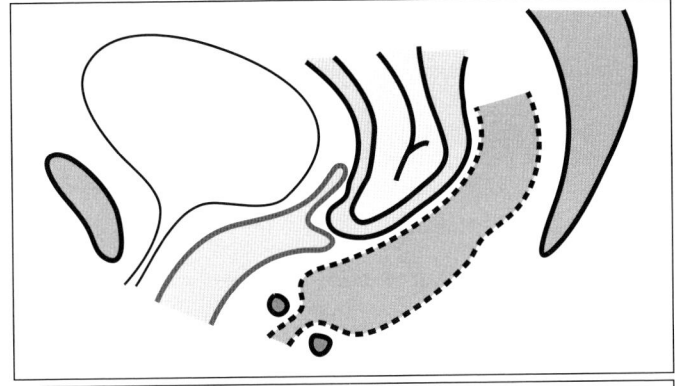

Abb. 3
Rektozele

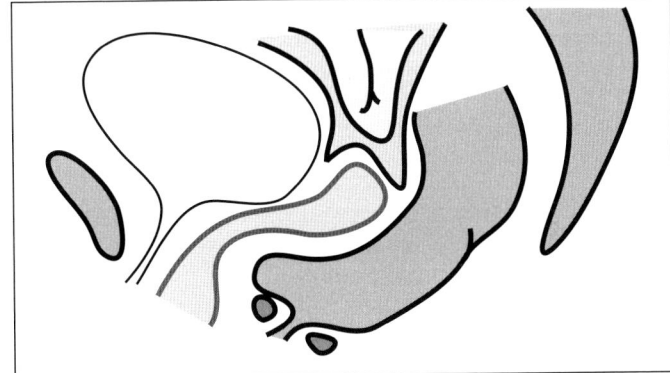

Abb. 4
Die Sonderform der anterior-kranialen Enterozele findet sich bei (narbig) fixiertem Blasenboden oder Blasenhalsregion, z. B. nach Kolposuspensionsoperation oder vorderen (Re-)Plastik(en)

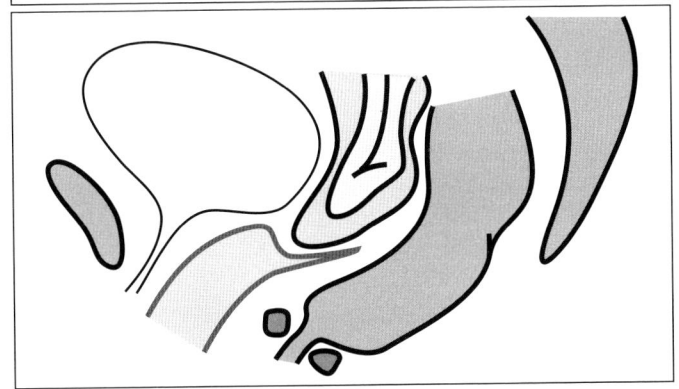

Vorfall kann hinten über der Rektozele gelegen sein, oder aber auch durch Überdehnung der vorderen Scheidenwand bei relativ gut fixiertem Scheidengrund nach Hysterektomie, z. B. vorn als Zystozele, imponieren. Klarheit bringt bei solchen Patientinnen häufig erst die bildgebende Diagnostik (Perinealsonographie). Behinderungen der oberen Darmpassage (Dünndarm und orale Anteile des Dickdarms) sind aufgrund der Größe der Bruchpforte eher selten, allerdings kann bei der gynäkologischen Untersuchung bisweilen die Peristaltik hinter der Vaginalhaut wahrgenommen werden. Sie behindern, wie die Rektozelen auch, vorwiegend durch die Vorfallstendenz und damit das Scheuern der Scheidenhaut durch den Vorfall mit Wundsein und Schmerzen. Besteht eine offensichtliche Diskrepanz zwischen Morphologie und Symptomatik (hier eine Defäkationsstörung), so ist eine Abklärung präoperativ indiziert (Koloskopie, Defäkographie, Darmpassagezeit, gegebenenfalls Kolondoppelkontrasteinlauf, proktologisch[-neurologische] Evaluation). Besonders die (netzunterstützte) Stabilisierung des hinteren Kompartiments kann postoperativ zu Defäkationsproblemen und Stuhldrangsymptomen führen, wenn der Enterozelenbruchsack auf der Rektumvorderwand, fixiert unter dem posterioren Netz, dann »eingeklemmt« ist und die jeweilige Füllung des Darmanteils die Ausdehnung und Funktion des Nachbarabschnittes behindert. Am stärksten symptombehaftet: Gefüllter Dünndarm verhindert Stuhltransport im Rektum nach unten, es kommt zur mehrfachen Entleerung kleiner Portionen Stuhls, vor allem nach Lagewechsel, weil durch das Herausgleiten des Dünndarms aus dem Bruchsack beim Lagewechsel dann Stuhl aus dem sakralen ins ampulläre Rektum nachrutschen kann.

Menge und Qualität des Bindegewebes lassen dessen »Raffung« in der Regel gar nicht zu, es gilt auch hier, dass Raffung in der Mittellinie zu einer Schwächung lateral führt.

Eine Interposition von Levatormuskulatur zwischen Scheide und Rektum ist unphysiologisch. Das Dislozieren des Levators führt neben dessen Atrophisierung, je nach Höhe der Medianvereinigung, zu Kohabitationsstörungen und u. U. zu einer Störung des Defäkationsablaufs. Sie kann zudem einen nachteiligen Effekt auf die Harnkontinenz haben.

Viele Senkungspatientinnen bringen aus dem Bereich des hinteren Kompartiments Probleme mit, die es vor einer Senkungsoperation weiter abzuklären gilt.

Vor allem ist hier an die chronisch-obstruktive Defäkationsstörung, aber auch an die anale Sphinkterinsuffizienz zu denken. Die Frage, die sich der »urogynäkologische« Operateur zu stellen hat ist hierbei recht simpel: Ist es wahrscheinlich, dass die Beschwerden, die die Patientin angibt, aufgrund der Korrelation zum Befund durch den geplanten Eingriff gebessert werden können? Sind meine vorgesehenen operativen Handlungen eine günstige Voraussetzung für eine postoperative intensivere »koloproktologische« Diagnostik und sind sie möglicherweise eine Voraussetzung für eine weiterführende Operation in diesem Bereich? Ist es sinnvoll und notwendig die Korrekturen hier zu kombinieren?

○ Obstruktive Defäkationsstörung: Intussuszeption, (innerer) Rektumprolaps, Sigmoido- und Enterozele;
○ anale Inkontinenz.

Diese Kriterien bedürfen also unbedingt der Beachtung in der »urogynäkologischen« oder »koloproktologischen« Sprechstunde (desweiteren müssen die Erkrankungen des vorderen und mittleren Kompartiments in der mehr koloproktologisch ausgerichteten Sprechstunde abgefragt und analysiert werden).

Bei der Evaluation von Senkungen ist immer die Frage zu stellen, ob der aktuelle Status mit seinen zugrunde liegenden Defekten andere Defekte so verdeckt, dass sie, korrigiert man den apparenten Defekt alleine, anschließend zu Tage treten. Ursache mag neben dem präexistenten Defekt der Fixation auch das Öffnen von Bruchpforten oder die Traktion an bislang noch ausreichend fixierenden Strukturen sein. Ist die Entwicklung nicht sicher vorhersagbar, so muss die Patientin über diese Zusammenhänge ausreichend aufgeklärt sein, so wie sie, z. B. über die Problematik larvierter Belastungsinkontinenz infolge von Senkungsoperationen, aufgeklärt werden sollte. Neben der larvierten Inkontinenz, die nach Senkungskorrektur klinisch apparent werden kann, können Begleitpathologien aus dem Bereich der »Urologie« für die Korrektur oder Korrigierbarkeit bedeutsam sein. Im Zweifel ist die Diagnostik hier zu intensivieren (Urodynamik, Zystoskopie, radiologische Verfahren). Gleiches gilt für präexistente Blasen- und Darmfunktionsstörungen, neurologische Erkrankungen und internistische oder andere Krankheitsbilder, die die Korrektur von geklagten Funktionsstörungen erschweren (Parkinsonismus, multiple Sklerose, diabetische Neuropathie, Bandscheibenerkrankungen, Wirbelsäulenfehlstellung, Haltungsstörung, Nahrungsmittelunverträglichkeiten, Vitien, Blutgerinnungsprobleme, Asthma, Herzinsuffizienz etc.).

Die Annäherung an die Funktionsstörungen des Darms hinsichtlich der präoperativen Weichenstellung, was Diagnostik und Reihenfolge notwendiger Operationen betrifft, erfolgt meistens über die folgenden beiden Leitsymptome:

○ Defäkationsstörung, obstruktiv;
○ Inkontinenz.

Der Darmprolaps ist meistens eine Untergruppe der obstruktiven Störungen.

Als »Rektozele« imponierende Veränderungen sind in dem hier beschriebenen Zusammenhang von besonderem Interesse, weil sie ein echtes »interdisziplinäres« Problem sind, denn ihre »unilaterale« Therapie birgt eine Reihe von Fallen, die sich in schlechten (funktionellen) Ergebnissen niederschlagen (können).

Rektozele

Die Herniation der Rektumvorderwand in die Scheide bezeichnet man als Rektozele (Abb. 5–7). Eine posteriore Form existiert ebenfalls, kommt aber bei Frauen kaum vor. Oft ist die Rektozele asymptomatisch. Klagen treten vor allem dann auf, wenn folgende Konditionen kombiniert sind:

○ Digitale Manipulationen in Scheide oder Ampulle, um den Stuhl in den analen Kanal und damit zum Austritt zu bringen.

○ Entleerungsstörung der Rektozele mit mehr oder weniger komplettem Stuhlverhalt und den entsprechenden Folgen (Verhärtung, erfolgloses Pressen, Einläufe, Digitalisierung), die sich z. B. in einer Defäkographie darstellen lässt.

Die »klassische« Form der anterioren Rektozele (die posteriore spielt in diesem Kontext keine Rolle und ist auch eher selten) führt zu einer supraphinktären Abweichung der Fäzes bei dem Versuch der Entleerung in Richtung Scheidenlumen. Durch verzögerte Entleerung und Eindickung durch Wasserentzug kommt es zu »Hasenkötel«-Stuhl. Digitale Manipulationen sind bisweilen nötig (Abb. 5).

Die Distensionsrektozele, die ebenso mit Stuhleindickung und Digitalisierung einhergeht, ist häufig kombiniert mit einer Störung im Ablauf der Defäkation (z. B. sphinkteromuskuläre Dyssynergie). Die Distension führt nicht nur zur Ausbildung des Bildes einer vaginal erkennbaren Rektozele, sondern auch zu einer relativen Verkürzung des Analkanals und damit zum Symptom der Inkontinenz (Abb. 6).

Eine die anteriore Rektumwand betreffende (inkomplette) Intussuszeption führt aufgrund eines sich ausbildenden Ventilmechanismus zur Entleerungsstörung (Leitsymptom) und in deren Folge zu einer Distension mit Ausbildung einer Rektozele. Die Ansammlung findet sich in aller Regel oberhalb der »Ventilklappe«, die »Rektozele« kann damit auch als »Enterozele« imponieren (Abb. 7).

Aufgrund einer Schwächung der zirkulären Muskelfasern durch die Zelenbildung im **unteren Rektum** kann es, neben dem Stuhlverhalt, zu einer Reduktion von Länge und Tonus des internen Sphinktermuskels kommen. Dies lässt sich in der Defäkographie am besten am Ende der Pressphase darstellen. Durch die Überdehnung wird die propriozeptive

Sensibilität gestört. Dies hat wahrscheinlich über eine Störung des rektoanal inhibitorischen Reflexbogens eine progressive Öffnung des oberen Analkanals zur Folge. Damit kommt es zur Manifestation einer analen Inkontinenz.

Die **hohe Rektozele** ist meist assoziiert, manchmal auch maskiert durch eine rektorektale supraanale Intussuszeption. Insgesamt finden sich Rektozelen (hohe und tiefe) aber recht häufig assoziiert mit einem anterioren Rektummukosaprolaps (vgl. Abb. 8–12). Bei 2 Arten ist damit die Defäkation gestört:

- Stuhlverhalt durch Ablagerung – Eintrocknung – Pressdruck wirkt in die falsche Richtung (vaginawärts);
- Invagination der Rektumvorderwand – Ventilmechanismus – Verlegung des Analkanals.

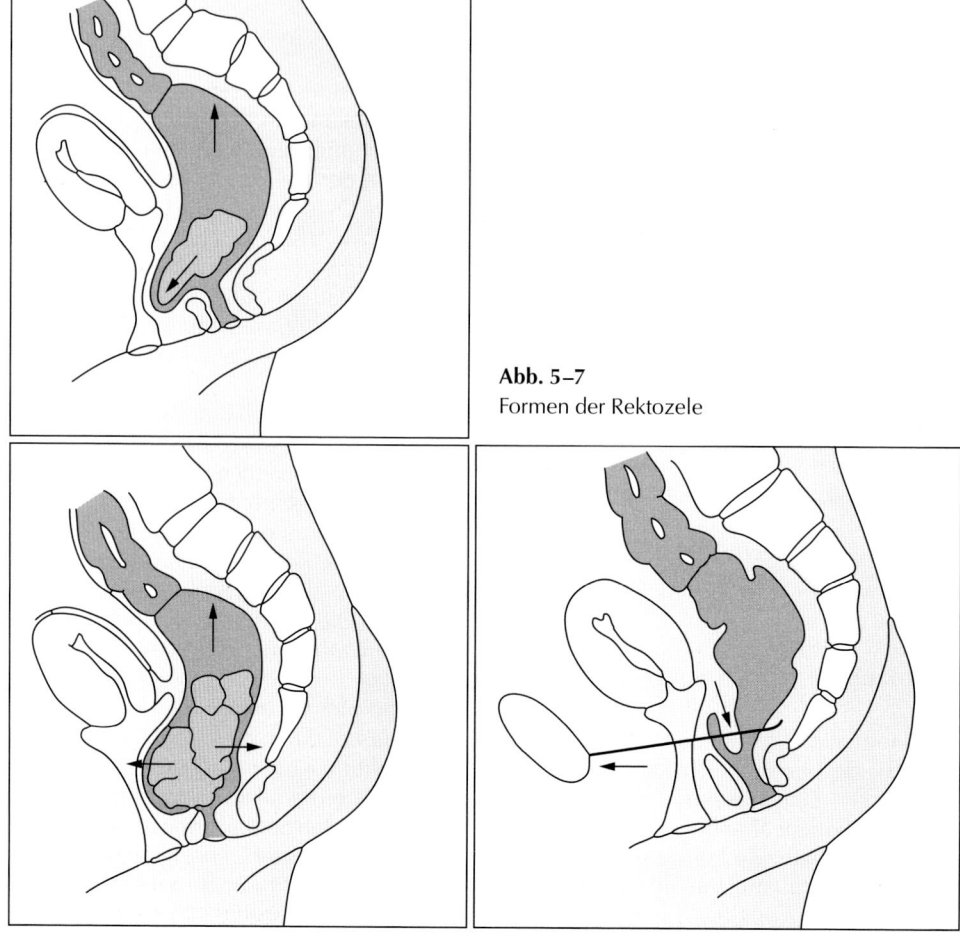

Abb. 5–7
Formen der Rektozele

Intussuszeption (Abb. 8)

Man kann davon ausgehen, dass die Häufigkeit der Intussuszeption in der Bevölkerung 30% übersteigt. Davon sind zwischen 30% und 40% asymptomatisch. Über 35% klagen über eine »gestörte Defäkation« bzw. inkomplette Entleerung.

Es ist dabei zu beachten, dass im Allgemeinen Intussuszeption und Rektumprolaps als eine pathologische Entität zu betrachten sind, die in einem unterschiedlichen evolutionären Stadium auffällig werden.

Symptome bei der Defäkationsstörung:

- Das Gefühl des Blockierens der Passage beim Pressen;
- der zunehmende Deszensus der Invagination mit letztendlich Mukosavorfall.

Klassisches (Leit-)Symptom dieser Erkrankung sind die multiplen kleinen Stuhlentleerungen im Tagesverlauf.

Bei der Frau ist die Kombination mit einer Rektozele häufig. Die radiologische Diagnostik kann kompressionsbedingt behindert sein durch das gleichzeitige Auftreten einer ausgedehnten (dominierenden) Zystozele.

Diagnostikum der Wahl sind konventionelles Defäkogramm oder dynamische Defäko-MRT.

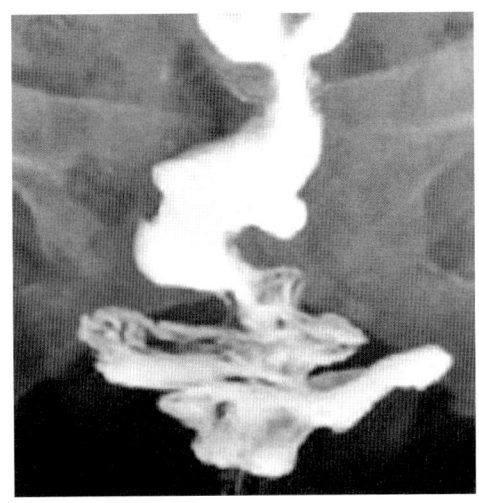

Abb. 8
Intussuszeption

Rektumprolaps (Abb. 9–12)

Je weiter fortgeschritten der innere Rektumprolaps ist, umso eher wird man sich, allgemeine Operabilität vorausgesetzt, für ein abdominales Vorgehen entscheiden müssen. Dieses kann laparoskopisch oder offen chirurgisch sein. Das Risiko eines Rezidivs liegt bei der Rektopexie bei ~2%. Kontinenz wird in 60–80% wieder erzielt, vorausgesetzt es kann ein normaler Druckgradient im Analkanal wieder hergestellt werden (und der Sphinkterapparat ist hinreichend leistungsfähig).

Anale Inkontinenz

Man unterscheidet die passive anale Inkontinenz (Stuhlverlust ohne diesen wahrzunehmen) und der Stuhldranginkontinenz (Unfähigkeit die Stuhlentleerung zu verzögern).

Während bei der passiven Inkontinenz von Schädigungen des internen Sphinktermechanismus bzw. anderen morphologischen Störungen im Darmbereich (Prolaps) ausgegangen werden muss, ist bei der Stuhldranginkontinenz häufig eine externe Sphinkterschädigung die Ursache.

Die Ursachen einer analen Inkontinenz sind vielfältig. Es müssen mehrere Faktoren zusammentreffen, um eine Stuhlinkontinenz auszulösen. Eine isolierte Schwäche des eigentlichen Schließmuskels ist nur sehr selten der Grund.

Geburtsverletzungen sind die häufigste Ursache für anale Inkontinenz. Diese resultiert dann entweder aus einer direkten Schädigung des muskulären Sphinkterapparates oder ist zurückzuführen auf eine Schädigung der Sphinkterelevation (Pudendusschaden).

Vor der Ära transrektaler Sonographie ging man davon aus, dass die anale Sphinkterläsion mit 0,5% Prävalenz eher selten Ursache für die anale Inkontinenz ist. Man ging davon aus, dass die Hauptursache die geburtsassoziierte Pudendusneuropathie ist, vor allen Dingen deshalb, weil in der beckenbodenneurologischen Untersuchung von Probandinnen entsprechende Auffälligkeiten zu finden waren.

Die Anwendung transrektaler Sonographie konnte dann allerdings nachweisen, dass etwa 35% von Sphinkterläsionen bei Primipara mit Dammintaktgeburten auftreten und dass diese Rate bei Mehrgebärenden um nochmals knappe 10% ansteigt. Bei der Untersuchung im Hinblick auf den Geburtsmodus ist die Forzepsextraktion hier der größte Risikofaktor.

Allerdings kommt es nur postpartal dann zur Manifestation einer Inkontinenz, wenn das Sphinktertrauma sehr ausgedehnt ist, dann

Abb. 9–12
Rektumprolaps

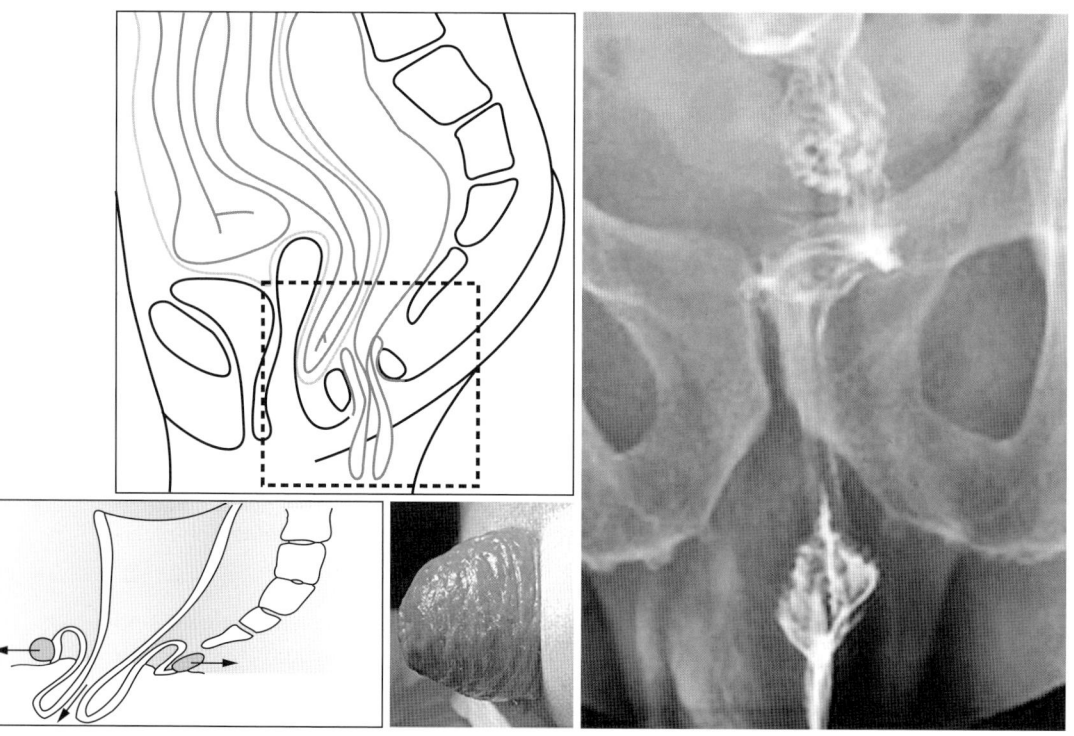

finden sich auch bereits in den ersten 6 Wochen nach Geburt reduzierter analer Ruhe- und Kneifdruck.

Häufiger ist die Kompensation des Sphinkterschadens über einige Jahre mit der peri- und postmenopausalen Manifestation infolge progressiver Neuropathie, muskulärer Degeneration, Bindegewebsveränderungen infolge der Menopause/Postmenopause mit der veränderten hormonellen Situation.

Gerade in dieser Situation wird von den Frauen die anale Inkontinenz oft verschwiegen, aus Schamgefühl oder aus dem Gefühl heraus, hier ohnehin keine Hilfe finden zu können.

Anale Inkontinenz durch Analprolaps

Die Kombination von koloproktologischer Senkung und funktioneller Insuffizienz besteht in Analogie zu den Störungen des vorderen Kompartiments (Scheidensenkung und Inkontinenz). Fällt der After vor die Beckenebene und Anteile des Mastdarms durch den After nach außen, ist der Aufhängeapparat des Mastdarms, der eine gute Verschieblichkeit der Darmwand sicherstellt, gelockert. Bei den meisten Patientinnen ist die Erkrankung mit einer Beckenbodenschwäche vergesellschaftet. Zusätzlich kommt es durch verstärktes Pressen zum Vortreten des Afters oder sogar zum Austreten des Mastdarms. Ursache ist meist eine langjährige Obstipation, die zu weiteren Veränderungen des Enddarms und zum Abrutschen des Afters führt. Das Auftreten von Hämorrhoiden ist der erste Hinweis auf einen beginnenden Analprolaps. Aber auch andere Ursachen, wie neurologische Schäden, Verletzungen des Sphinkters und Geburtsschäden sowie gynäkologische Eingriffe können einen Anal- oder Rektumprolaps verursachen.

Schon die Lockerung des Halteapparates führt zu einem »inneren Prolaps«, der sich durch Obstipation bemerkbar macht, da der Stuhl durch die entstehenden Schleimhautfalten und eine eventuelle Rektozele am Austreten durch den After gehindert wird. Von einem Analprolaps oder gar Rektumprolaps spricht man in diesem Zusammenhang noch nicht. Da aber die Kompensationsmechanismen des Körpers vor allem darin bestehen, den Druck auf den Enddarm (Rektum) zu erhöhen, wird das Fortschreiten der Erkrankung ohne die richtige Behandlung begünstigt.

Im nächsten Stadium kommt es zu Hämorrhoiden und dem Tiefertreten des Afters vor die Beckenbodenebene. Damit wird der Analkanal verkürzt und es können eine Überlaufinkontinenz oder Stuhlschmieren auftreten. Besonders häufig sind aber Nässen und Brennen, so wie es unter »Hämorrhoiden« beschrieben ist. Unter Umständen ist die Kontinenz vermindert.

In späteren Stadien tritt der Mastdarm beim Stuhlgang aus dem After aus und gleitet nach dem Pressen wieder hinein. Der Vorfall kann auch ohne Pressen beim Husten und Niesen (vor allem im Stehen oder Sitzen) auftreten. Die Diagnose erklärt sich hier von selbst. Zusätzlich können durch die mechanische Alteration der Schleimhaut Blutungen auftreten. Hier liegt meist eine Inkontinenz vor. Zusätzlich ist diese Erkrankung sehr häufig mit einem Blasenvorfall und einem Scheiden- oder Gebärmuttervorfall kombiniert.

Präoperatives Management

Im gesamten Bereich der Behandlung von Beckenbodeninsuffizienzen ist die konservative Behandlung eine Operationsvoraussetzung im Sinne einer conditio sine qua non, abgesehen von den wenigen Ereignissen, in denen keine konservativen Alternativen bestehen. Folgende konservativen Maßnahmen sind vor einer operativen Intervention auszuschöpfen:

- Beckenbodentraining: elektrisch, konventionell, kombiniert (Biofeedback);
- Östrogentherapie: lokal 2-mal wöchentlich ½–1 mg Estriol in Tablettenform wird von uns bevorzugt; auch bei systemischer Behandlung mit anderen Östrogenen gegebenenfalls sinnvoll;
- gegebenenfalls andere Maßnahmen (Pessare).

Bei der Behandlung der analen Inkontinenzproblematik ist das konservativ-therapeutische Regiment folgendes:

- Erstmaßnahmen: Vorlagen, peinliche Hygiene;
- Therapie der Grundkrankheit falls möglich: Beseitigung von Fisteln, Hämorrhoiden, Tumoren etc.;
- medikamentöse Therapie: Loperamid, Hormonsubstitution bei Frauen in der Menopause;
- Beckenbodengymnastik;
- Biofeedbackstimulation;
- Elektrostimulation;
- Selbsthilfe bei analer Inkontinenz: Bewegung, Ernährung(sberatung), Selbstbehandlung mit Medikamenten, Übergewicht(reduktion), Naturheilmöglichkeiten.

Sind die konservativen Behandlungsoptionen ineffizient, unerwünscht oder scheint aus anderen Gründen eine operative Behandlung geboten und besteht Aussicht auf eine erfolgreiche Behandlung der Beschwerden der Patientin durch diesen Eingriff, sollten folgende Kriterien erhoben und dokumentiert werden:

- Schweregrad des Beschwerdebildes;
- vorausgegangene Therapien (konservativ, medikamentös, operativ);

- facheigene und fachfremde Begleiterkrankungen;
- facheigene und fachfremde pharmakotherapeutische Maßnahmen.

Im Speziellen sollte auf folgende Kriterien geachtet werden:

- Lokalen Östrogenstatus;
- Harnweginfekt;
- Kolpitis und andere Infektionen (lokoregionär – auch im Bereich des Mons pubis);
- Defäkationsverhalten;
- Kontinenzverhalten.

Es empfiehlt sich neben der **Befunddokumentation** (was ist deszendiert, wie tief, Muskelstatus, urethrale Situation [Quetschhahnmechanismus], Status der Vaginalhaut, Erosionen, allgemeiner gynäkologischer Befund [Resistenzen], letzte Krebsvorsorgeuntersuchung [PAP, HPV-Status]) eine **Perinealsonographie** durchzuführen und den Befund in Ruhe, bei (maximaler) Bauchpresse, beim Kneifen (Kontraktion der Levatoren) und gegebenenfalls beim Husten, als Bild (oder Video), zu dokumentieren. Dabei gelten die Kriterien der »Arbeitsgemeinschaft Urogynäkologie und plastische Beckenbodenrekonstruktion« (AGUB e.V.) und der »Deutschen Gesellschaft für Gynäkologie und Geburtshilfe e.V.« (DGGG). Bei speziellen Fragestellungen kommt eine dynamische MRT infrage. Eine Sonographie der Nieren vor einer Operation im kleinen Becken ist selbstverständlich. Defäkationsstörungen im Sinne einer obstruktiven Defäkationsstörung oder analen Inkontinenz bedürfen entsprechender diagnostischer Würdigung: Defäkographie, dynamische NMR des Beckenbodens, Sphinktersonographie, beckenbodenneurologische Evaluation etc.

Gynäkologische, koloproktologische und urologische Malignome sollten ausgeschlossen werden und die Indikation zu einer gleichzeitigen Hysterektomie (bei noch vorhandenem Uterus) überprüft und sehr kritisch gestellt werden, vor allem, wenn der uterine Halteapparat noch intakt ist.

Prä-/perioperativ ist eine Antibiotikaprophylaxe indiziert, ebenso eine Thromboseprophylaxe. Auf ausreichenden zeitlichen Abstand zur Verabreichung antikoagulatorisch wirksamer Medikamente (z. B. ASS, *Marcumar*) und anderer Substanzen im Zusammenhang mit einer geplanten Allgemeinnarkose (z. B. Metformin) ist zu achten und die Patientin entsprechend zu instruieren.

Beklagt die Patientin eine Dranginkontinenz und ist der Drang nicht ausreichend durch die anatomische Situation zu erklären, sollte geprüft werden, ob prä- oder postoperativ (nach Abschluss der Wundheilung) eine Urodynamik indiziert ist (hängt die Operationsindikation vom Ausgang der Urodynamik ab oder nicht?). Wurde ein pharmakotherapeutischer Versuch zur Drangreduktion gemacht?

Grundsätzlich erscheint die urodynamische Diagnostik vor **Deszensuseingriffen** vor allem indiziert, wenn ein einzeitiges Vorgehen hinsichtlich Deszensus- und Inkontinenzsanierung angestrebt wird. Urodynamiken unter Reposition und bei liegendem Würfelpessar entsprechen aber keinesfalls dem, was nach der Deszensussanierung gemessen wird.

Daher kann weder zur Frage der Urodynamik vor Deszensuseingriffen noch zu der Frage der Einzeitigkeit von Deszensus- und Inkontinenzeingriffen klar Pro oder Kontra Stellung genommen werden. Hier gibt es noch viele ungeklärte Zusammenhänge, zu viele Einflussfaktoren. Unter dem GALEN-Postulat, dass »*die Wiederherstellung der Form auch die Funktion restituiert*«, sollte die Einzeitigkeit wohl den Patientinnen vorbehalten bleiben, wo eine massive postoperative Inkontinenz zu erwarten ist, die das freie Intervall zwischen 2 Eingriffen (8–12 Wochen) für die Patientin zu einer echten Qual werden lassen würde. Es muss allerdings eingeräumt (und aufgeklärt) werden, dass das Ergebnis hier suboptimal ausfallen kann (Überkorrektur, nicht ausreichend abgedichtet). Bei allen anderen Patientinnen spricht eigentlich sehr wenig gegen die Zweizeitigkeit.

Grundsätzlich ist zu entscheiden, ob und in welchem Ausmaß eine Darm(funktions)diagnostik dem Eingriff vorzuschalten ist, um diesen optimal und gegebenenfalls interdisziplinär planen und durchführen zu können.

Als Basisdiagnostik sind folgende Kriterien anzusehen:

- Koloskopie;
- Kolonkontrasteinlauf;
- gegebenenfalls Ausscheidungsurogramm.

Spezielle Untersuchungen wie Kolontransitzeit, dynamische MRT des Beckenbodens oder Defäkogramme sind ebenfalls möglich und bei einzelnen Patientinnen erforderlich. Das Spektrum muss Erweiterung finden, wenn es sich um eine Patientin mit analer Inkontinenz handelt.

Die Inkontinenzdiagnostik ist ausgesprochen komplex, da mehrere Faktoren (sensorische, nervale und muskuläre Funktion, pathologische Veränderungen der Schleimhaut, psychogene Ursachen) berücksichtigt werden müssen. Die Untersuchungen sind zum Teil aufwändig und umfassen ein breites Spektrum von klinischen Untersuchungen (Inspektion und Austastung der Analregion, Rektoskopie), bildgebenden Untersuchungen (Ultraschall, endoskopischer Ultraschall, MRT, Röntgen des Mastdarms mit Kontrastmittel) und Funktionsuntersuchungen (Manometrie, Defäkographie, Elektromyographie). Erschwerend zur komplexen Diagnostik kommt die oft ungenaue Angabe der Betroffenen über die eigentliche Inkontinenz dazu. Deshalb sollte ein Stuhltagebuch geführt werden.

Ein Stufenschema zur Diagnostik und Therapie fasst folgende wesentlichen Punkte zusammen:

- Anamnese: Dauer, Häufigkeit der unwillkürlichen Stuhlabgänge bzw. des zwingenden sofortigen Stuhldrangs, vorausgegangene Erkrankungen, Operationen, Unfälle;
- Inspektion Palpation: Analbereich, digitale Untersuchung des Anus und Rektums;
- Proktoskopie, Rektoskopie: Feststellung von Fisteln, Narben und Tumoren, Vorfall, Hämorrhoiden, Fissuren;
- Koloskopie: Ausschluss von entzündlichen und tumorösen Darmerkrankungen;
- Defäkographie.

Zusätzlich sollte bei analer Inkontinenz eine Defäkographie durchgeführt werden, um zusätzlich auftretende Pathologien zu erkennen, die dann möglicherweise Niederschlag finden in der Wahl der chirurgischen Behandlung. Dies gilt besonders für das simultane Auftreten von Rekto-/Enterozelen, einem zusätzlichen inneren Rektumprolaps oder bei Vorliegen eines mehr oder weniger ausgeprägten Descending-perineum-Syndroms. Bei solchen Patientinnen wäre dann das therapeutische, besonders das chirurgische Konzept noch einmal zu überdenken.

- Neurophysiologische Untersuchung: Nachweis der elektrischen Aktivität in versorgenden Nerven (N. pudendus) und der Muskelfunktion nach Stimulation im Erfolgsorgan (Sphinkter) – dadurch Nachweis einer neurogenen Schädigung (Diabetes, Überdehnung des Nervs, Verletzungen);
- Kolonkontrasteinlauf;
- Sphinktermanometrie, Endosonographie und elektromyographisches Sphinktermapping;
- endoanale MR-Sphinktertomographie.

Die erhobenen Befunde sollten bei einer interdisziplinären Sprechstunde mit der Patientin besprochen und das therapeutische Vorgehen geplant werden. Eine erste interdisziplinäre Risiko- und Erfolgsaufklärung ist forensisch eigentlich unabdingbar.

Postoperative Behandlung

Wir führen eine perioperative Behandlung mit einem Zephalosporin der 3. Generation durch, bis zu 3 Tage bei komplexen implantatgestützten Eingriffen. Die Patientinnen erhalten nach größeren deszensus-chirurgischen Operationen für 48 Stunden eine vaginale Tamponade (mit Polyvidon-Jod-Salbe getränkt). Danach fahren wir mit der lokalen Östrogentherapie fort (ein Estriol-Zäpfchen jeden zweiten Abend). Diese Maßnahme wechselt mit einem lokal desinfizierenden Scheidenzäpfchen (z. B. *Vagihex*), sofern die Patientin nicht durch ein Brennen sehr beeinträchtigt ist. Eine suprapubische Zystostomie ist bei den ausgedehnteren Eingriffen für die Patientinnen sehr angenehm. Blasentraining beginnen wir dann am 3.–5. Tag. Bei allen anderen Patientinnen entfernen wir den transurethralen Katheter zusammen mit der Tamponade oder einen Tag später.

Bei gemeinsamen deszensus-darmchirurgischen Eingriffen wird die Antibiose durch Metronidazol ergänzt. Die perioperative Therapie gestaltet sich nach den Vorgaben der sog. »Fast-Track«-Chirurgie.

Vor dem Eingriff wird überprüft, ob die zur Operation anstehende Patientin sich für diese Art des Vorgehens eignet, dann wird das Vorgehen besprochen und umgesetzt.

Die Schmerzen und die vegetative Aktivierung perioperativ müssen dabei effektiv vermindert oder ganz geblockt werden. Durch diese Blockierung sind die Patientinnen eher wieder in der Lage, sich ausreichend zu bewegen und auch die Darmmotilität nimmt nach der Operation zu. Das führt zu einer Kräftigung der Patientinnen und zu einer viel zeitigeren Aufnahme von Nahrung. Hierbei spielt die thorakale Periduralanästhesie (PDA) eine wichtige Rolle. Innerhalb der Anwendung der »Fast-Track«-Methode gibt es für die Vor- und Nachbehandlung keine wesentlichen Unterschiede, bezogen auf die Art des Zugangs. Die Patientin kann bis 3 Stunden vor der Operation trinken. Flüssige Nahrung ist bis zum Vorabend der Operation erlaubt. Eine orale (sog. anterograde) Darmspülung vor der Operation ist nicht mehr notwendig, es genügt ein Einlauf am Vorabend.

Die Infusionstherapie im Umfeld der Operation wird über eine Handrücken- oder Armvene durchgeführt, ein zentraler Venenkatheter ist nicht mehr notwendig. Zur Schmerztherapie, während und nach der Narkose, wird vor dem Eingriff vom Narkosearzt zusätzlich eine thorakale PDA angelegt. Dadurch werden bei und nach der Operation Schmerzmittel eingespart, deren Nebenwirkungsspektrum u. a. die Verlangsamung der Darmpassage bewirkt; eine für die Wiederaufnahme der Darmfunktion nach dem Eingriff unerwünschte Nebenwirkung.

Die Verwendung einer nasalen Magensonde nach dem Eingriff ist nur selten nötig. Ein suprapubischer Blasenkatheter kann nach einigen Tagen wieder entfernt werden, gemäß den Erfordernissen, die durch den urogynäkologischen Eingriff entstehen. Zieldrainagen in der Bauchhöhle werden frühzeitig entfernt, oft wird ganz auf sie verzichtet. Die Patientin wird praktisch unmittelbar nach der Operation mobilisiert (da wegen der PDA schmerzfrei!), spätestens am ersten Tag nach dem Eingriff sollte der Gang über die Station möglich sein. Am Abend nach der Operation kann die Patientin bereits wieder trinken und z. B. Joghurt zu sich nehmen, die weitere Ernährung schließt sich am Folgetag im Zuge des Kostaufbaus an.

Vor allem bei mehrfach voroperierten Patientinnen sollte man hinsichtlich eines »Rundumschlags« sehr vorsichtig sein, mehrere kleinere Eingriffe können unter Umständen das Ziel besser, wenn auch langsamer, erreichen. Die allermeisten Frauen sind vernünftigen Argumenten gegenüber nicht verschlossen und verstehen bei entsprechender Aufklärung die Zusammenhänge. Hämatome sind nicht immer sicher vermeidbar. Vor allem bei implantatunterstützten Techniken ist es ratsam, dieses zu entfernen, um das Implantat nicht durch dessen Superinfektion zu gefährden.

Die implantatunterstützten deszensus-chirurgischen Verfahren lassen sich problemlos mit Rektumvorderwandeingriffen (transvaginal ohne Darmeröffnung), abdominalen Rektopexien mit/ohne Darmteilresektion kombinieren, ohne dass man eine infektiöse Komplikation im Umfeld des Implantats befürchten müsste, solange es zu einer komplikationslosen Abheilung der Anastomose kommt.

Beckenbodenchirurgie, ob offen, abdominal, vaginal oder minimal-invasiv, braucht in je-

Tab. 1
Versagen des Gleichgewichts im Beckenbodensystem (nach PETROS) nach konventionellen Voroperationen

---

Spannung, wo keine Spannung nötig ist bzw. sein soll
- Dranginkontinenz
- Entleerungsstörungen

Strecken der Scheide
- Inkontinenz (permanent)

Achsendeviation
- Inkontinenz
- Schmerz
- Entleerungsstörung

Zerstörung der natürlichen Fixierung der Scheide
- F-U-N-Syndrom (**F**requency, **U**rgency, **N**ykturie)
- Inkontinenz
- Entleerungsstörung

Immobilisation der Scheide
(vor allem in der »Zone kritischer Elastizität«)
- Dranginkontinenz

dem beteiligten Fachbereich einen erfahrenen Operateur. Sind neue Techniken einzuführen, sollte man sich um ein sog. »hands-on«-Training oder eine geschulte Supervision bei den ersten Eingriffen bemühen, um die Sicherheit für die Patientin zu optimieren.

Bei Eingriffen im Bereich des hinteren Kompartiments ist unbedingt eine Rekonstruktion des Perinealkeils einzuschließen, um einer sog. »outlet-obstruction« (bestehend oder de novo) entgegenzuwirken. Die lokale Östrogentherapie muss (lebenslang) fortgesetzt werden. Beckenbodenphysiotherapie sollte nach 4–6 Wochen, abhängig von der Ausdehnung des Eingriffs, wieder aufgenommen werden. Es muss sichergestellt sein, dass die Patientinnen sich wieder vorstellen, spätestens sobald Probleme oder eine Inkontinenz nach Deszensusoperationen auftreten.

Die operative Therapie eines asymptomatischen Prolaps und das Einreden auf eine Patientin ohne Beschwerden, sich doch operieren zu lassen (sozusagen »auf Vorrat« – es könnte ja schlimmer werden oder der internistische Zustand könnte sich so verschlechtern, dass man nicht mehr operieren kann) sind zu vermeiden, ebenso das Versprechen eines guten und stabilen Ergebnisses und der Tatsache, dass hinterher alle Beschwerden besser oder verschwunden sein werden.

Wo immer möglich, sollte bei der Operation Spannung vermieden werden, sie führt zu Problemen (Blasen- und Darmentleerungsstörungen, Dranginkontinenz, Schmerz, Retention). Auch sollte man die Verwendung mikroporöser multifilamenter Implantate **vermeiden**. Chronische Infektionen, Wundheilungsstörungen, Schmerzen, Erosionen, Abszesse etc., sind häufig die Folge. Das sind Probleme, die bei makroporösen monofilamenten Polypropylenimplantaten nicht auftreten, vor allem dann nicht, wenn es sich um teilresorbierbare Produkte (z. B. *SERA-MESH, SERATOM*) handelt.

Die Tab. 1 zeigt wesentliche Zusammenhänge zwischen den prinzipiellen Störungen, die konventionelle Eingriffe bei Deszensus und/oder Inkontinenz hervorrufen können. Sie stellt einen Zusammenhang zwischen der durch das Operationsprinzip verursachten Veränderung und der durch die Veränderung hervorgerufenen Störung her.

Besonders problematisch ist die Myorrhaphie im Bereich des posterioren Kompartiments. Auch hier fehlt wieder die schon bei der Blase zu bedauernde Quervernetzung zum Nachbargebiet – der Koloproktologie. Der Einfluss auf die Defäkation, den eine konventionelle Levatorplastik hat, wird allgemein in der operativen Gynäkologie nicht gesehen.

Grundsätzlich kann man 2 Dinge aussagen:

- Die Myorrhaphie des Levators ist eine Störung der Beckenbodenarchitektur;
- die Myorrhaphie führt über eine Dislokation, Immobilisation und narbige Fibrosierung zu einer functio laesa des Beckenbodens.

Die konventionelle Levatorplastik schafft einen ringförmig um den Rektumkörper gelegenen Muskelmantel (der dort nicht hingehört). Dadurch wird das nach vorn offene Hufeisen ersetzt. Dies stört den Ablauf des Defäkationszyklus (über den der Gynäkologe in der Regel nicht ausreichend Kenntnisse besitzt). Aber auch hier kommt es zu einer Achsendeviation, die Blase und Scheide den abdominalen Kräften aussetzen und damit zu einer Instabilisierung im Beckenbodensystem führen. Die Vertikalisation der Scheide, die deren Bewegungsmöglichkeit nach unten und hinten einschränkt, fügt der Kontinenz weiteren Schaden zu.

Operative Behandlung

Die Entwicklung operativer Strategien basiert auf dem jeweiligen Verständnis der Pathoanatomie oder Pathomechanismen. Ein gutes Beispiel ist der Zusammenhang zwischen der Drucktransmissionstheorie nach ENHÖRNING und der Kolposuspension nach BURCH, als operative Antwort auf diesen theoretischen Ansatz, zur Entstehung einer Belastungsharninkontinenz. Noch vor einigen Jahren rückte man die Beckenbodenmuskulatur bei Vorliegen eines (fortgeschrittenen) Descensus genitalis in den Mittelpunkt. Mittlerweile geht das Verständnis dahin, dass es die endopelvine Faszie ist, die über ihre mangelnd stabile Fixierung an der Levatoraponeurose dem Vorfall der auf der Scheidenvorderwand ruhenden Organstrukturen (Blase, Peritonealsack) den Weg nach draußen ebnet (Abb. 4 und Abb. 13). Eher selten findet man einen Lateraldefekt mit **Ruptur** der endopelvinen Faszienfixierung an der Aponeurose.

Betrachtet man die Entwicklung der operativen Strategien über die letzten Jahre, dann gilt im Wesentlichen das in Abb. 14 Dargestellte.

Damit persistieren wesentliche, die Patientin belastende Symptome, vor allem die des harnableitenden Systems (Drang, Restharn, rezidivierende Harnweginfekte), bei der Vaginaefixatio sacrospinalis bzw. sacrotuberalis muss dabei noch mit einer Zunahme der Vorderwandsenkung, im Sinne einer Kompensation bei Achsendeviation nach rechts und dorsal, gerechnet werden sowie mit einer relativen Verkürzung der Scheidenlänge durch die Rezessusbildung infolge der Achsenkorrektur, die im Laufe der Zeit erfolgt. Dabei kann die Blase selbst oder aber auch das Peritoneum, im Sinne einer anterior-kranialen Enterozele, Inhalt der Neubildung der Vorderwandsenkung sein.

Es müssen weitere Aspekte, vor allem bei der Kombination von Sakropexie und lateraler Vaginopexie (RICHARDSON), bedacht werden:

○ Die unterschiedliche Traktion auf die Vorderwand (kranial nach dorsal, seitlich im mittleren und kaudalen Segment nach lateral) – dies führt u. U. zu Problemen bei Blasenhalsöffnung (Harnverhalt/Restharnbildung) und -verschluss (permanenter Abgang von kleinen Mengen Harn).

○ Das Schicksal des durch den Prolaps überstreckten Ureters, der in seinem intramuralen Anteil, durch Fixierung des Blasenbodens auf der Scheide, nach Reposition des Prolaps einen sigmoiden (siphonartigen) Verlauf hat und dessen Unterlage nun in 2 unterschiedliche Richtungen gezogen und fixiert wird. Damit kann sich dieser siphonartige Verlauf fixieren und es kommt (u. U. erst wenige Tage nach dem Eingriff) durch Schwellung/Ödem/Hämatom zu einer möglicherweise nicht reversiblen Nierenstauung. Diese ist dann, da sich retrograd eine Schienung oftmals nicht bewerkstelligen lässt, durch ein passageres Nephrostoma und sekundär durch eine Ureterneuimplantation zu behandeln.

Damit ergeben sich für ein erfolgreiches Operationsverfahren, zur Behebung des Senkungsleidens für die vaginale Vorderwand, folgende Forderungen:

○ Sicherer Verschluss des lateralen Defekts zwischen Blasenhals und Apex vaginae;
○ keine Beeinträchtigung der Blasenhalsmobilität durch Traktion (spannungsfrei);
○ keine Beeinträchtigung der Scheidenachse (Dyspareunie, kontralateraler Deszensus, Miktionsprobleme);
○ keine Beeinträchtigung der vorgegebenen Scheidenlänge (Kohabitation);
○ keinen permanenten Zug auf die ligamentären/ossären Widerlager der Fixation (Schmerz);
○ Reposition und Retention der Enterozele bei Belastung;
○ keine Beeinträchtigung der Erfolgsaussichten einer gegebenenfalls erforderlichen zweizeitigen Inkontinenzsanierung;

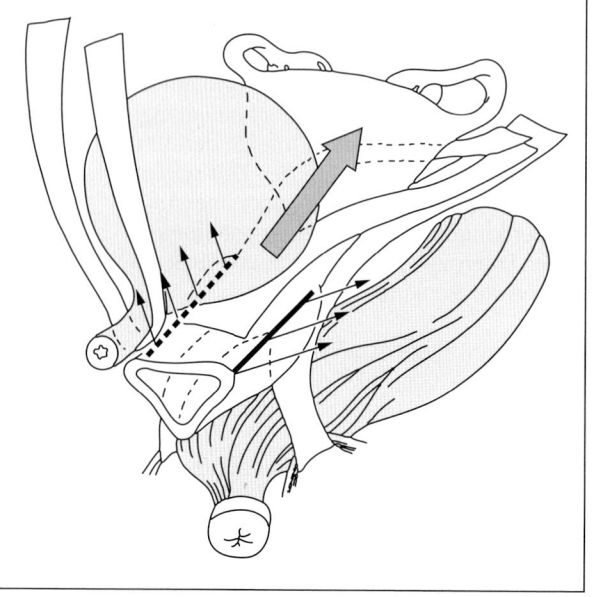

Abb. 13
Der Hintergrund der Entwicklung liegt in der Erkenntnis, dass die alleinige Fixierung des apikalen Segments der Scheide keine ausreichende Stabilität im Bereich des Lateraldefekts erzielen kann

◁

▷

Abb. 14
Entwicklung der Deszensuschirurgie seit den 1990er-Jahren

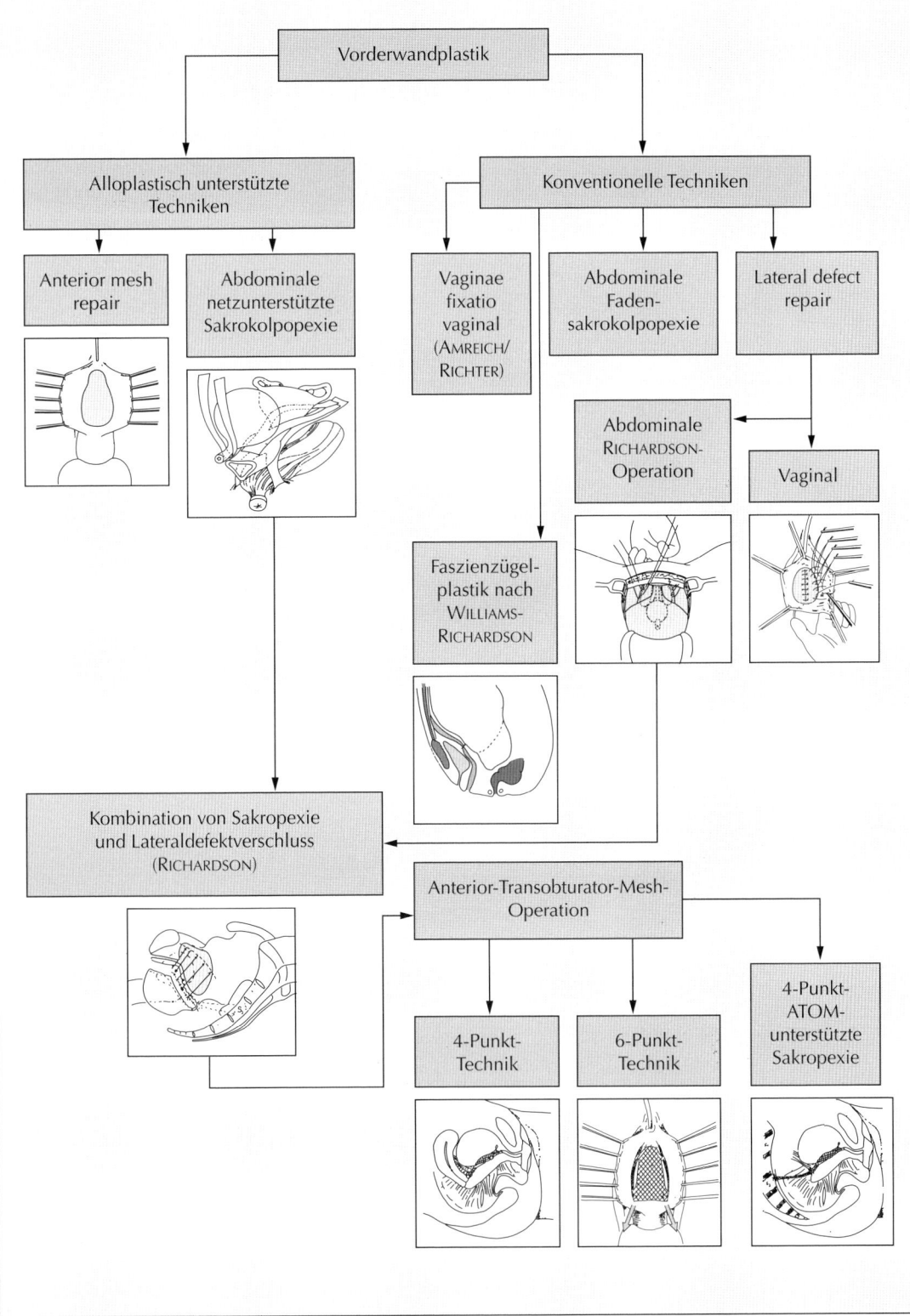

Abb. 14

○ geringes Rezidivrisiko im therapierten Kompartiment;
○ keine Behinderung der Defäkation.

Vor allem hier bedarf es einiger zusätzlicher Überlegungen im Hinblick auf den Ablauf des Defäkationszyklus und der daraus limitierenden Beschränkungen für die Fixation von Implantaten, hier vor allem im Hinterwandbereich (Abb. 15).

Bei der (oftmals gleichzeitig mit der Vorderwandrekonstruktion notwendigen) Hinterwandrekonstruktion wird ein Interponat zwischen die Levatormuskulatur eingebracht. Seine Fixierung erfolgt im Bereich der kranialen Kante des M. levator ani (iliococcygeus), und zwar dort, wo der Levator mit der Vaginalfaszie kommuniziert, denn schließlich soll das Septum rectovaginale rekonstruiert werden. Das apikale Segment der Scheide im Hinterwandbereich lässt sich prinzipiell nur dann suffizient mitfixieren, wenn die Scheidenlänge (natürlich oder durch Voroperationen bedingt) in ihrer Tiefenausdehnung die Interspinalebene nicht überschreitet. Bei solchen Patientinnen lässt sich ein Band-Netz-Kombinat in der von PETROS beschriebenen Technik der infrakokzygealen Sakropexie einbringen und fixieren. Bei allen anderen Patientinnen fixiert man den kranialen Hinterwandanteil, der über die Interspinalebene hinaus ragt, separat, z. B. durch eine bilaterale spannungsfreie sakrotuberale Fixation.

Eine Fixierung, beispielsweise des Hinterwandinterponats an den Ligg. sacrospinalia beidseits, ist unphysiologisch.

Man ersetzt also mit dem posterioren Implantat (Interponat) das Septum rectovaginale. Es hat physiologischerweise keine Verbindung zu den Ligamenten im Retroperitoneum. Betrachtet man den Defäkationszyklus, so wird klar warum (Abb. 15, obere Reihe). Die Angulation zwischen sakralem und ampullärem Rektum befindet sich in der Höhe der von ventral einspringenden Ligg. sacrouterina (Rektumpfeiler). Das ampulläre Segment des Rektums wird vom sakralen Segment mit Stuhl befüllt und dehnt sich nach ventral und kranial aus. Zur Entleerung erfolgt dann die Steilstellung des erweiterten ampullären Segments unter Einengung seiner Verbindung zum sakralen Segment. Implantiert man nun ein Netz und fixiert es außerhalb des mobilen Systems an knöchernen Fixpunkten, dann stört man damit die Mobilität und Dynamik des Defäkationszyklus (Abb. 15, untere Reihe). Die Ausdehnungsfähigkeit des Rektums ist reduziert, bei der Steilstellung kommt es zum Zug auf die ligamentäre Fixierung. Daraus resultieren mehrere Entleerungen kleiner Stuhlportionen täglich. Die Verhältnisse werden umso ungünstiger, je mehr das Implantat und seine induzierte Narbe mit der Zeit schrumpfen. Es kommt dann bei gutem Anschluss an den Perinealkeil und an die Ligamente zu einem Zug, der mit Schmerzen verbunden sein kann. Das Defäkationsmuster kann weiter pathologisch werden. Ist das Implantat wirklich nur ein interlevatorielles Interponat kann es sich mit dem System bewegen. Auch dieses limitiert das Füllungsvolumen des Rektums, ist aber aufgrund der Beweglichkeit der Ankerpunkte dem physiologischen Effekt des Septum rectovaginale ähnlicher.

Die transobturatorische Implantation eines anterioren Meshes (ATOM-Operation) lässt viele der aufgestellten Forderungen erfüllen. Jedoch stellt die Fixierung des hinteren Arms des Implantats, soll die Operation ausschließlich vaginal erfolgen, gewisse Anforderungen an die Anatomie.

In der Zeit der Anfänge der infrakokzygealen Sakropexie wurde von PETROS, im Hinblick auf die Positionierung des Bandes, kein Wert darauf gelegt, den Levatormuskel nicht zu durchstechen. Die postoperativen Verläufe legten, bedingt durch die Kraftwirkung auf das Band, aber schließlich nahe, das Band um die kraniale Levatorkante herum zu platzieren, was abgesehen von einer etwas ausgedehnteren Dissektion keine Probleme verursachte. Es ist naheliegend, mit dem hinteren Arm des Vorderwandimplantats ebenso

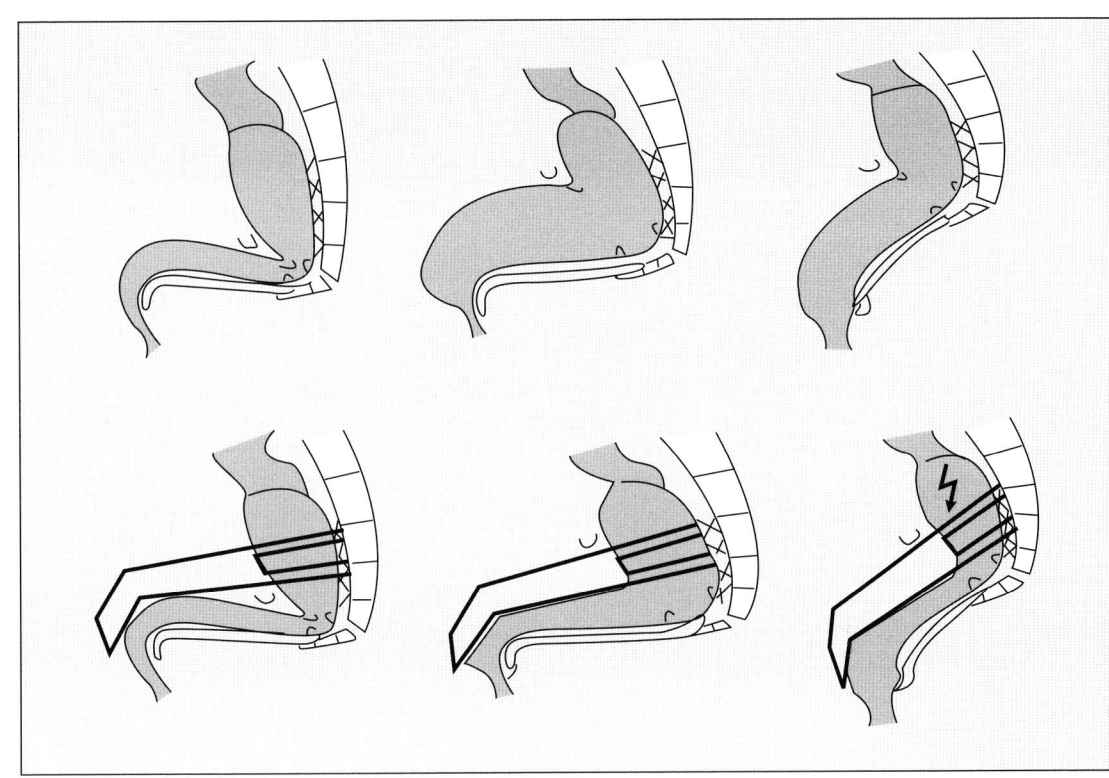

Abb. 15
Problematik des posterior mesh repair mit Netzfixation am Lig. sacrospinale

zu verfahren. Um eine anatomiegerechte Rekonstruktion mit physiologischer Scheidenachse zu erhalten, muss aber bei der ATOM-Operation der Arm nicht durch oder um den Levatormuskel, sondern um die kraniale Kante des M. obturatorius internus herum geführt werden (Abb. 16).

Dies setzt eine gewisse Stabilität der Struktur voraus, denn sie ist es, die später die Hauptlast der Rekonstruktion (den Druck des Inhalts des Peritonealsackes) tragen muss. Damit ergibt sich aus der Qualität der kranialen Kante des M. obturatorius internus die wesentliche Differenzialindikation für oder gegen die ATOM-Operation bzw. ihre Alternative, die ATOM-unterstützte abdominale Sakropexie.

Damit unterscheidet man 3 verschiedene Formen der ATOM-Operation (Abb. 17–19).

Die kraniale Anbindung an die Zervix bzw. die Fixierung der kranialen Kante des Implantats an einer tragfähigen Struktur, ist aufgrund der auf die Kante einwirkenden Kräfte bei stehender, laufender und auch belasteter Patientin unabdingbar, möchte man nicht riskieren, dass durch die Krafteinwirkung postoperativ, vor hinreichender Fixierung der Ärmchen im Gewebe (die Eigenfixierung durch Friktion, die zunächst besteht, ist hier nicht ausreichend), das Implantat nach kaudal (blasenhalswärts) disloziert und den kranialen Anteil der Bruchlücke wieder freilegt.

Abgesehen von dieser strukturellen Schwächung des Operationsergebnisses kommt es durch die Dislokation zu einer Faltenbildung in der Polypropylenmatrix und damit besteht potenziell Erosionsgefahr.

Infolge des interdisziplinären Therapiekonzepts gilt es aber auch zu bedenken, welche Folgen die Aktivität der jeweilig benachbarten Disziplin haben kann:

Die Elevation des den DOUGLAS-Raum obstruierenden (vorderen) Prolaps macht den Weg frei für ein eventuell elongiertes Sigma oder den peritonealen Bruchsack. Eine bestehende Absenkung des Rektums gewinnt mehr Raum. Ebenso wichtig ist es zu bedenken, dass die Korrektur einer Rektozele mit Absenkung/Erschlaffung der vaginalen Hinterwand einen anterioren Deszensus fördert/induziert oder aber die Elevation eine den DOUGLAS-Raum verlegende Sigma- oder Enterozelenptose, hier dem zentralen oder vorderen Kompartiment, Raum zur Lageveränderung gibt, eventuell mit schwerwiegenden Folgen für die Blasenfunktion, die dann nicht, wie häufig beschuldigt, neurogen durch Präparation präsakral, sondern mechanisch durch Traktion im Bereich der perivaginalen/-urethralen Fixierung bedingt ist. Eine Absprache der Disziplinen ist immer sinnvoll.

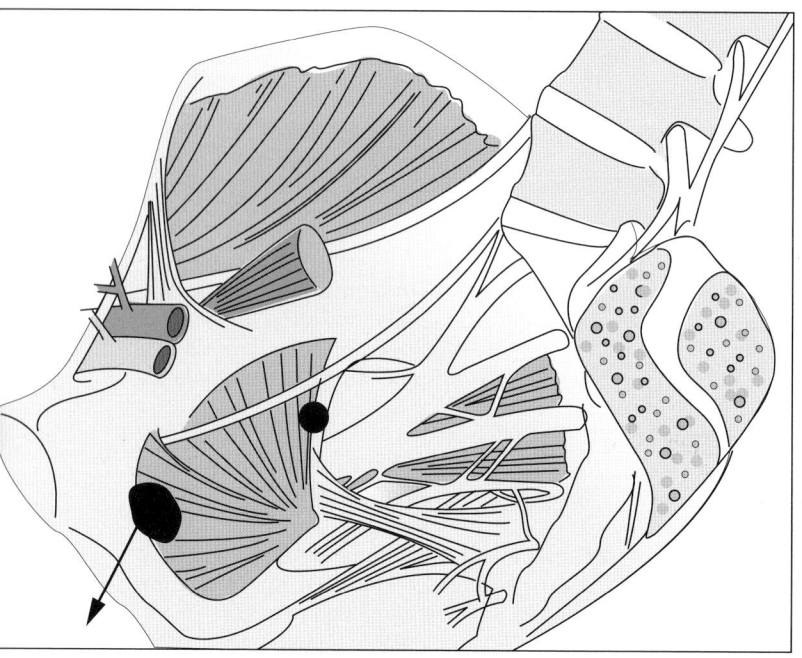

Abb. 16
Anatomie des M. obturatorius internus. Schwarz markiert die Umlenkpunkte für den vorderen und hinteren Arm des ATOM-Implantats

Abb. 17
Die 4-Punkt-Fixierung des ATOM-Implantats bei guter Qualität der kranialen M.-obturatorius-internus-Kante und stabiler Zervix als Ankerpunkt im zentralen Kompartiment

Abb. 18
Die 6-Punkt-Fixierung des ATOM-Implantats bei guter Qualität der kranialen M.-obturatorius-internus-Kante bei instabiler Zervix (zusammen mit der Hysterektomie) oder Zustand nach Hysterektomie mit Fixierung der kranialen Implantatkante über Fadenschlingen am Lig. sacrotuberale beidseits

Abb. 19
Die 4-Punkt-Fixierung des ATOM-Implantats mit kranialer Verlängerung des Implantats bei schlechter Qualität der kranialen M.-obturatorius-internus-Kante und dessen Fixierung (offen abdominal oder laparoskopisch) an der Kreuzbeinfaszie (wie bei der klassischen abdominalen Sakrokolpopexie)

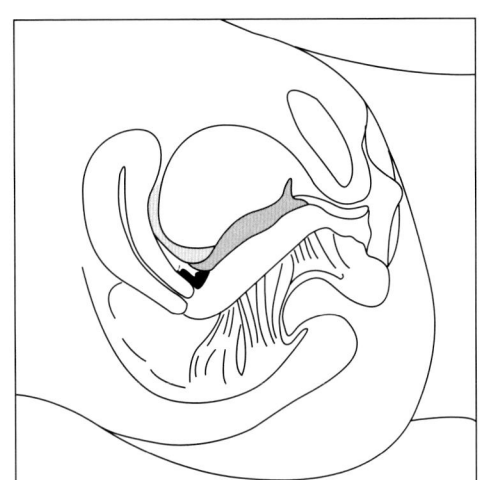

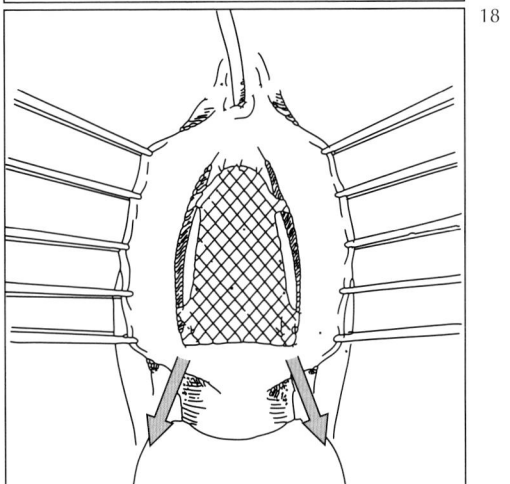

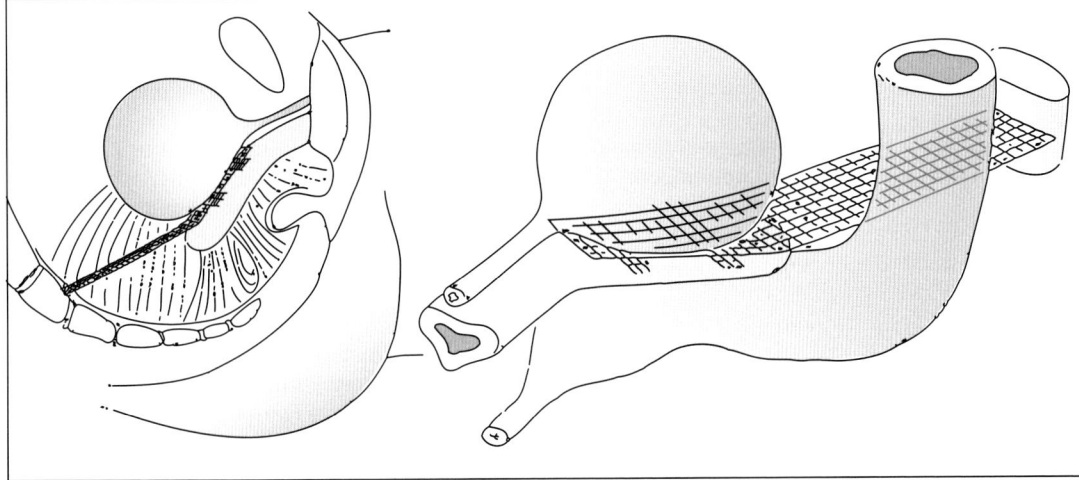

Die chirurgische Behandlung der Rektozele im Rahmen des Gesamtkonzepts

Grundsätzlich kann die chirurgische Behandlung der Rektozele von **vaginal,** von **rektal-transanal** bzw. **perineal** erfolgen.

Innerhalb der interdisziplinären Sanierung des globalen Beckenbodenschadens zu bevorzugenden vaginalen Sanierung, ist neben der Raffung der perirektalen Faszie zusammen mit der Muskularis unter Erhalt der Intaktheit der Mukosa (Fistelbildung!), der Ersatz des defekten Septum rectovaginale, einer der wichtigsten Vorkehrungen, ein Rezidiv zu vermeiden. Gleichzeitig ist für einen Anschluss der rekonstruierten oder ersetzten endopelvinen Faszie an den Perinealkeil zu sorgen.

Der Rektumprolaps wird im Zusammenhang mit den anderen Komponenten des Eingriffs mittels abdominalem Vorgehen saniert. Dieses kann laparoskopisch oder offen chirurgisch sein, je nachdem, wie die weitere »gynäkologische« Sanierung erfolgen soll. Wir zeigen hier die offene Form. Das Risiko eines Rezidivs liegt bei der Rektopexie bei ~2%. Kontinenz wird in 60–80% wieder erzielt, vorausgesetzt es kann ein normaler Druckgradient im Analkanal wieder hergestellt werden (und der Sphinkterapparat ist hinreichend leistungsfähig).

Fußangeln der Rektopexie

Allen Rektopexieverfahren gemeinsam sind folgende Begleiterscheinungen:

○ Der anfallende Darmüberschuss;
○ die Denervierung des Darms;
○ der Sigmaüberschuss;
○ die Denervierung.

Der Sigmaüberschuss: Da der Rektumprolaps oft mit einem Sigma elongatum einhergeht, steigert die Elevation des Rektums die Menge an Darmüberschuss. Damit ergibt sich eine Aggravierung der hohen sub-obstruktiven Darmentleerungsstörung.

Die Denervierung: Bedingt durch die Auslösung des Darms aus der Kreuzbeinhöhle kommt es zur Innervationsstörung des Darms durch sympathische und parasympathische Fasern mit entsprechender Funktionsalteration.

Aus diesem Grund erscheint es sinnvoll ein vagino-abdominales oder perineo-(transanal-)abdominales Vorgehen zu wählen, das folgende Eckpunkte einschließt:

○ Rektopexie mit Sigmaresektion bei Vorliegen eines Sigma elongatum oder einer Sigmoidozele;
○ vaginale bzw. transanale Resektion der Rektozele nach Maß, um das ampulläre Depot nicht komplett zu resezieren/obliterieren;
○ transanale Technik nur bei kleineren axialen Intussuszeptionen mit geringer lateraler Beteiligung der Darmwand;
○ Rekonstruktion der Lamina rectovaginalis der endopelvinen Faszie und des Perinealkeils;
○ abdominale Obliteration des Weges der Enterozele in Richtung Beckenboden.

Folgen einer Rektopexie

Die »Kontaktstelle« zwischen koloproktochirurgischer Deszensussanierung und urogynäkologischen Senkungszuständen findet sich oft im Umfeld eines zeitlich getrennten Versuchs, die »perineologische« Störung zu sanieren. Ist offensichtlich, dass komplexen Störungen des Beckenbodensystems mit Eingriffen wie der einfachen Hinterwandrekonstruktion nicht ausreichend beizukommen ist, so unterschätzt man häufig aufgrund des großen Umfangs der operativen Intervention die negativen Folgeerscheinungen, z. B. einer minimal-invasiven Rektopexie **ohne** Rektosigmoidresektion (Abb. 20). Hier kommt es aufgrund des Darmüberschusses nicht nur zur Ausbildung einer Enterozele, die durch Druck auf den oberen Anteil der Scheide zu

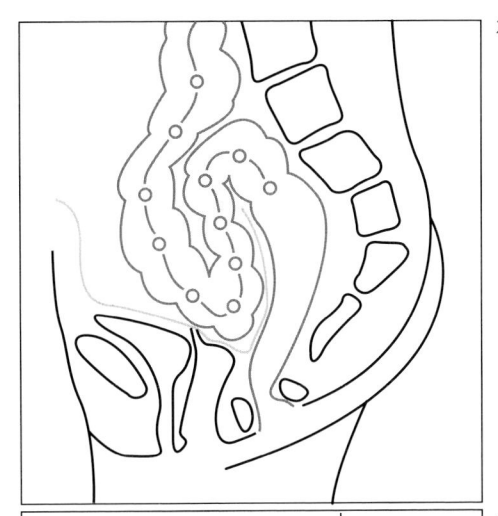

Abb. 20
Rektopexie ohne Rektumresektion

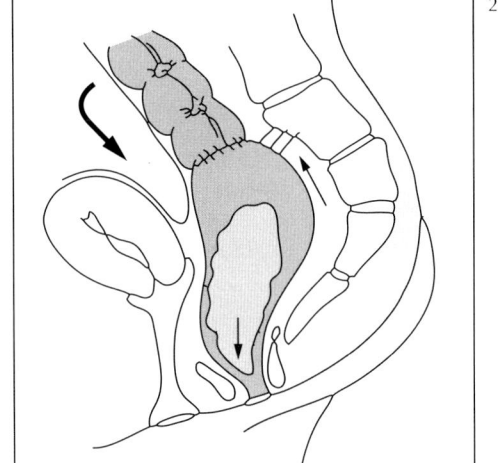

Abb. 21 und 22
Ausbildung des Cul-de-Sac-Syndroms
nach Rektopexie

Abb. 23
Prävention der Ausbildung des Cul-de-Sac-
Syndroms durch simultane netzunterstützte
Sakropexie

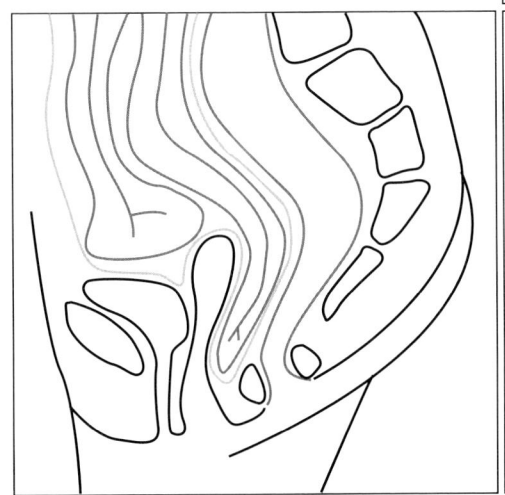

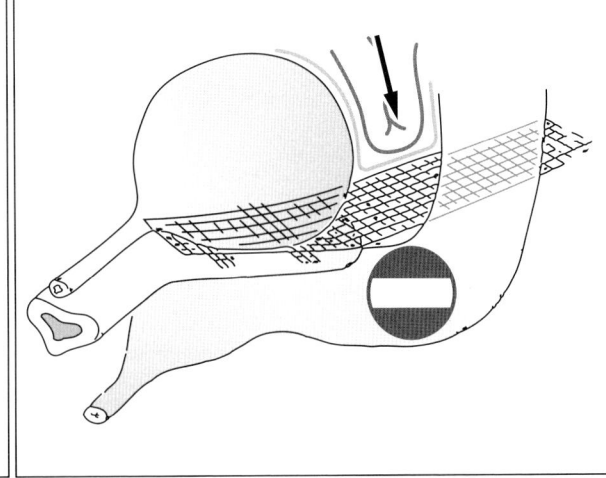

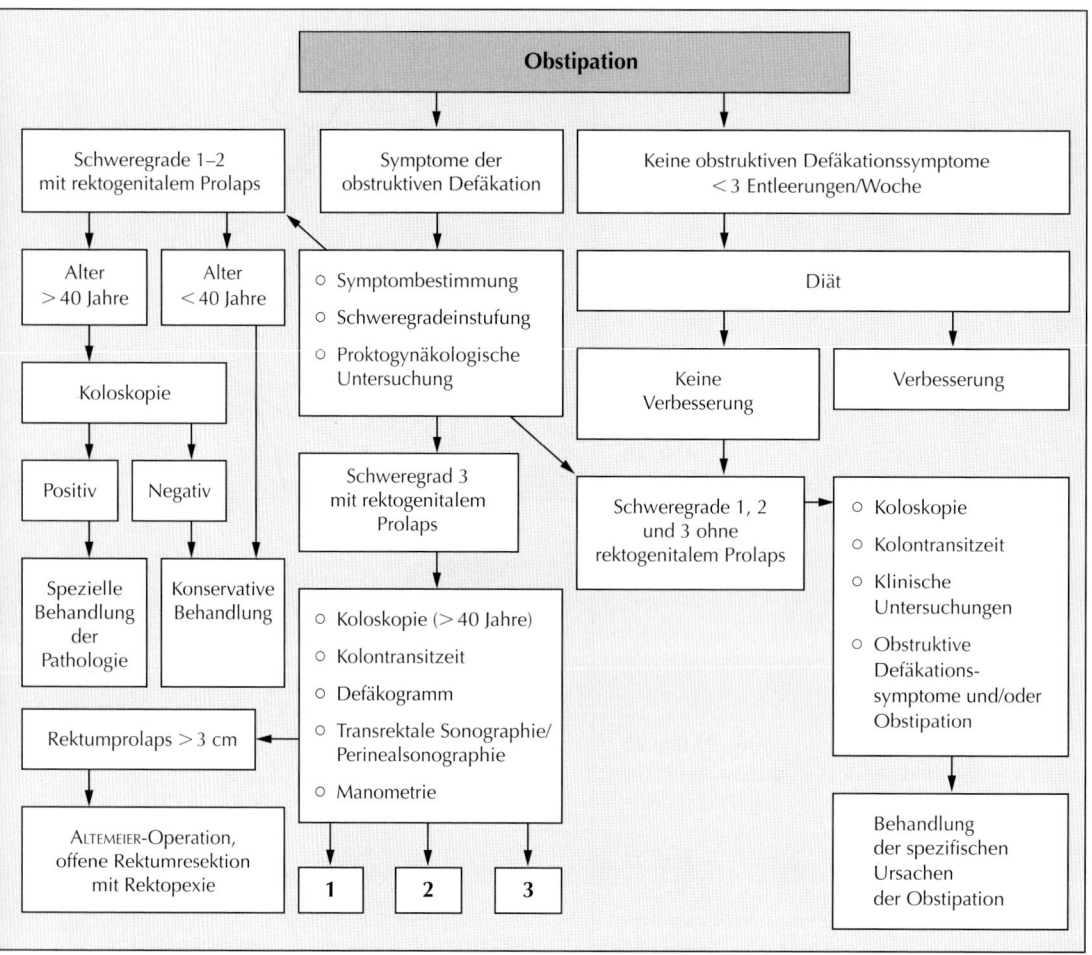

Abb. 24
Diagnostischer Algorithmus
bei Verstopfungssyndrom/Analinkontinenz

»gynäkologischen« Senkungsbeschwerden führen kann, sondern aufgrund des Abknickens des Darms auch zu einer klinischen Persistenz der präoperativ geklagten Entleerungsstörungen durch mechanische Behinderung der Darmpassage.

Nach entsprechender Darmresektion gilt es zu bedenken, dass durch die Elevation (mit durch Streckung bedingter Reduktion der anterioren Rektozele) bei persistierend, insuffizienter, bindegewebiger Komponente im Beckenbodensystem und durch Streckung des Darmrohres mit oder ohne vorhandenen Uterus (fehlt der Uterus oder ist dieser in seiner Fixierung ebenfalls insuffizient [häufig], dann tritt diese Folge noch sehr viel rascher ein) die Druckbelastung des Peritonealsack-

```
┌─ 1 ─┐              ┌─ 2 ─┐                          ┌─ 3 ─┐

Rektoanale Invagination       ○ Rektoanale Invagination              Genitalprolaps > 1°
und Dyssynergie der             mit/ohne Rektozele                   und/oder anatomische Enterozele
Beckenbodenmuskulatur         ○ Vorfall < 3 cm                       + invaginierter Prolaps
                              ○ Kein korrekturbedürftiger            mit/ohne Rektozele
                                gynäkologischer Deszensus
          │                              │                                    │
          ▼                                                         ┌─────────┴─────────┐
  ○ Physiotherapie                                                  ▼                   ▼
  ○ Psychotherapie                                              Patientin           Patientin
                                                                nicht               abdominal
          │                                                     abdominal           operabel
          ▼                                                     operabel
   Re-Evaluation ────────► Verbesserung                             │                   │
          │                                                         ▼                   ▼
          ▼                         S.T.A.R.R.                  Zunächst:         4-Punkt-ATOM-
   Persistierende                                               6-Punkt-ATOM-     unterstützte
   obstruierte Defäkation    Ja                                 unterstützte      abdominale
   Schweregrad 3 +          ─────── Δ t = 6 Monate              Rekonstruktion    Sakropexie
   rektale Invagination                                         mit/ohne          mit/ohne
                                    │                           Hysterektomie,    Hysterektomie,
                                    ▼                           vaginale Korrektur vaginale Korrektur
                            Überprüfen der Indikation ◄────     der anterioren    der anterioren
                            (siehe Abb. 24)                     Rektozele         Rektozele
                                                                und posteriore    und posteriore
                            Nein                                interlevatorielle interlevatorielle
                            ───────                             Meshinterposition Meshinterposition –
                                    │                                             innerhalb der
                                    ▼                                             Laparotomie
                            z. B. ALTEMEIER-Operation                             Rektopexie mit/ohne
                                                                                  Rektosigmoid-
                                                                                  resektion
```

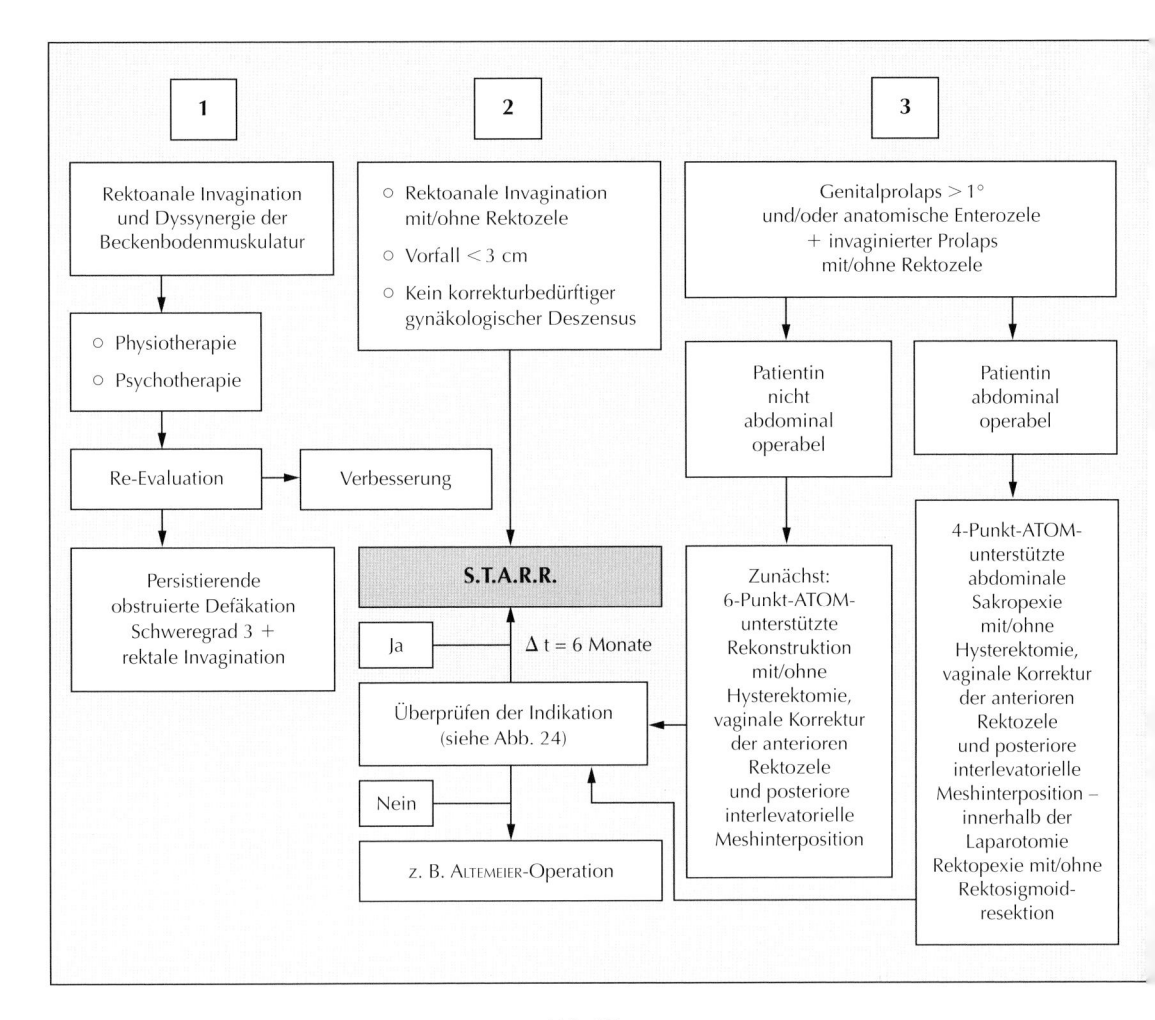

Abb. 25
Therapeutischer Algorithmus
bei Verstopfungssyndrom/Analinkontinenz

inhaltes zu einem Auswalzen des DOUGLAS-Raumes führt. Dies hat zur Folge, dass der Raum in der Umgebung des insuffizienten, bindegewebigen Halteapparates nun mit Dünndarmschlingen, in dem sich entsprechend ausdehnenden und senkenden Peritonealsack, eingenommen wird. Diese Dünndarmschlingen können ihrerseits wieder zu einem die anteriore Rektumwand kompri-

mierenden terminalen Darmpassagehindernis werden, sodass letztendlich – mit zeitlichem Verzug – die Symptomatik der Patientin »rezidiviert«, obwohl der pathogenetische Hintergrund ein völlig anderer ist.

Die Enterozeleninterposition muss folglich möglichst innerhalb der Rektopexie (gleich ob mit oder ohne Resektion von Darm) im

Vorfeld verhindert werden. Da in der Regel aber auch die Kompartmentgrenze, das Septum rectovaginale sowie das apikale Scheidensegment betroffen sind, bietet es sich an, die Stabilisierung hier mit dem Darmeingriff zu kombinieren. Es ist hierbei erforderlich, die Stabilisierung der Scheide mit einer **Verriegelung** des DOUGLAS-Raumes zu kombinieren, die sich bei der netzunterstützten Sakropexie aus der Implantatlage automatisch ergibt. Eine eventuell einzeitig ausgeführte Rektosigmoidresektion kommt mit ihrer Resektionslinie damit automatisch in den intraperitonealen Raum, während das Operationsgebiet der »Nachbardisziplin« streng sub-/retro-peritoneal liegt (Abb. 20–23).

Aus diesem Grund haben wir einen von LONGO vorgeschlagenen, diagnostischen und therapeutischen Algorithmus in unserem Beckenbodenzentrum an die Bedürfnisse und Gegebenheiten vor Ort angepasst; wenn es um die gemeinsame Betreuung chronisch obstipierter Patientinnen geht (Abb. 24 und 25).

Kombinationseingriffe bei gynäkologisch-koloproktologischen Senkungsleiden

4-Punkt-ATOM-unterstützte Sakropexie:

○ Transvaginale Rektumvorderwandraffung;
○ abdominale Rektopexie;
○ Rektosigmoidresektion;
○ hoher DOUGLAS-Verschluss und Sicherung mittels Netzplombe.

Die Indikationsstellung der einzelnen Komponenten ergibt sich aus dem Nachweis (symptomatischer) Veränderungen der einzelnen Anteile des (posterioren) Kompartiments.

Abb. 26 und 27
Ventrale Rektozele

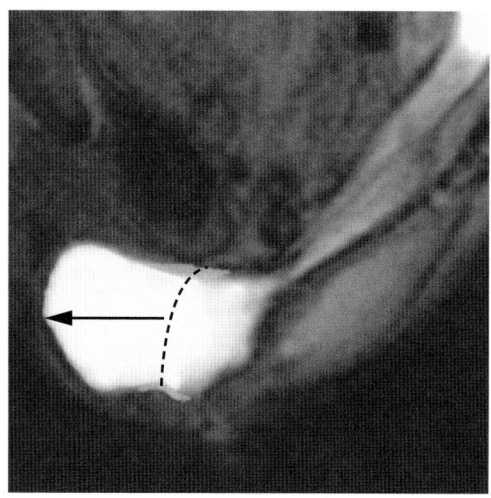

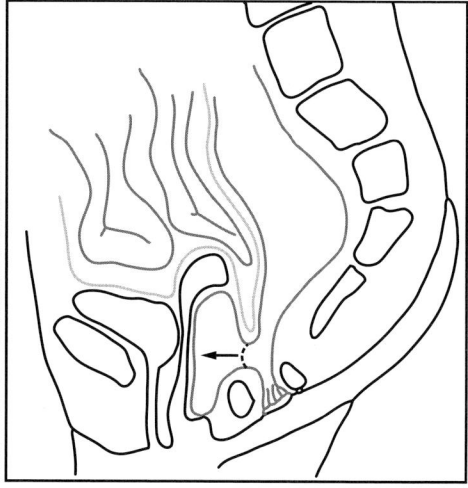

Bei der vaginalen Sanierung wird zunächst die Fixierung
an Punkt 5 und 6 im Bereich der Hinterwand vorbereitet,
bevor die Vorderwandpräparation erfolgt

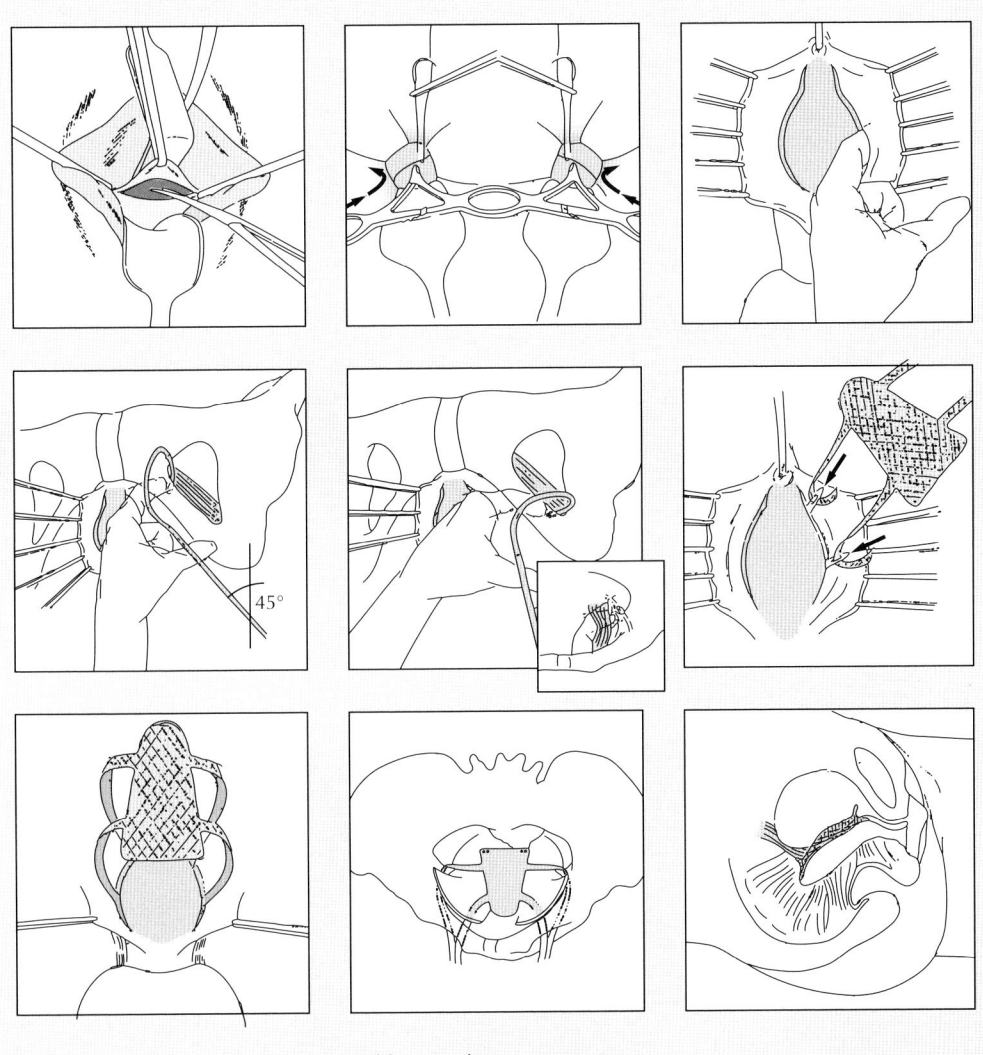

Nun erfolgt die Fixierung an der gewählten Struktur:
- Cervix
- Lig. sacrotuberale
- Os sacrum

Abb. 28
Prinzip der ATOM-Operation

An der Zervix:

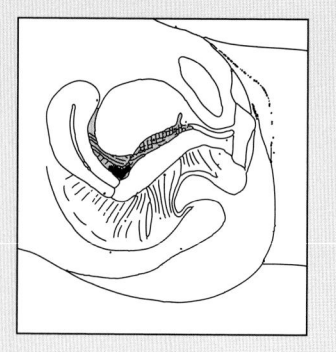

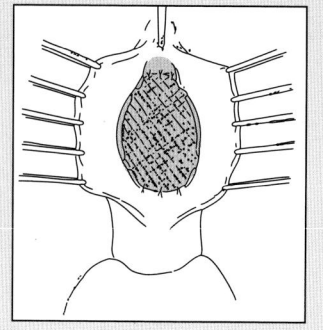

Am Lig. sacrotuberale:

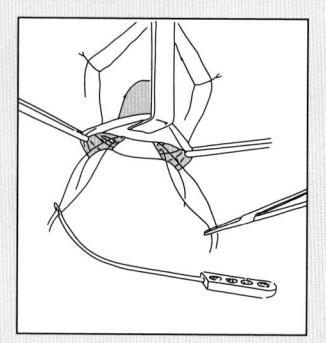

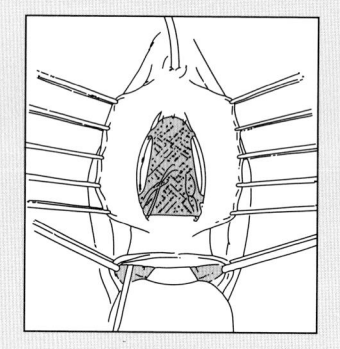

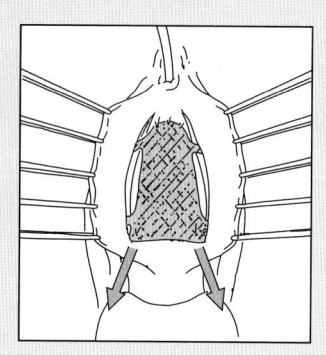

Am Sakrum:

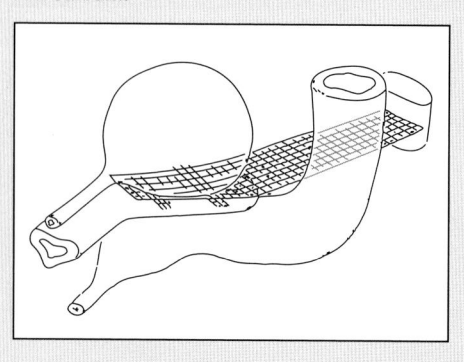

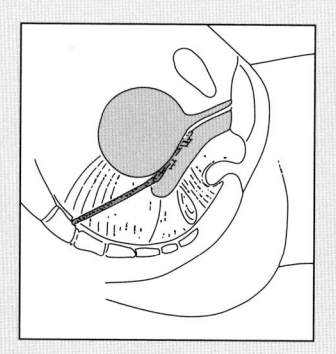

Abschließend (vor dem abdominalen Teil) wird entschieden,
ob eine Hinterwandfixierung in gleicher Sitzung erfolgen soll

Abb. 29
Formen der Fixation des *SERATOM*

Abb. 30 und 31
Posterior repair

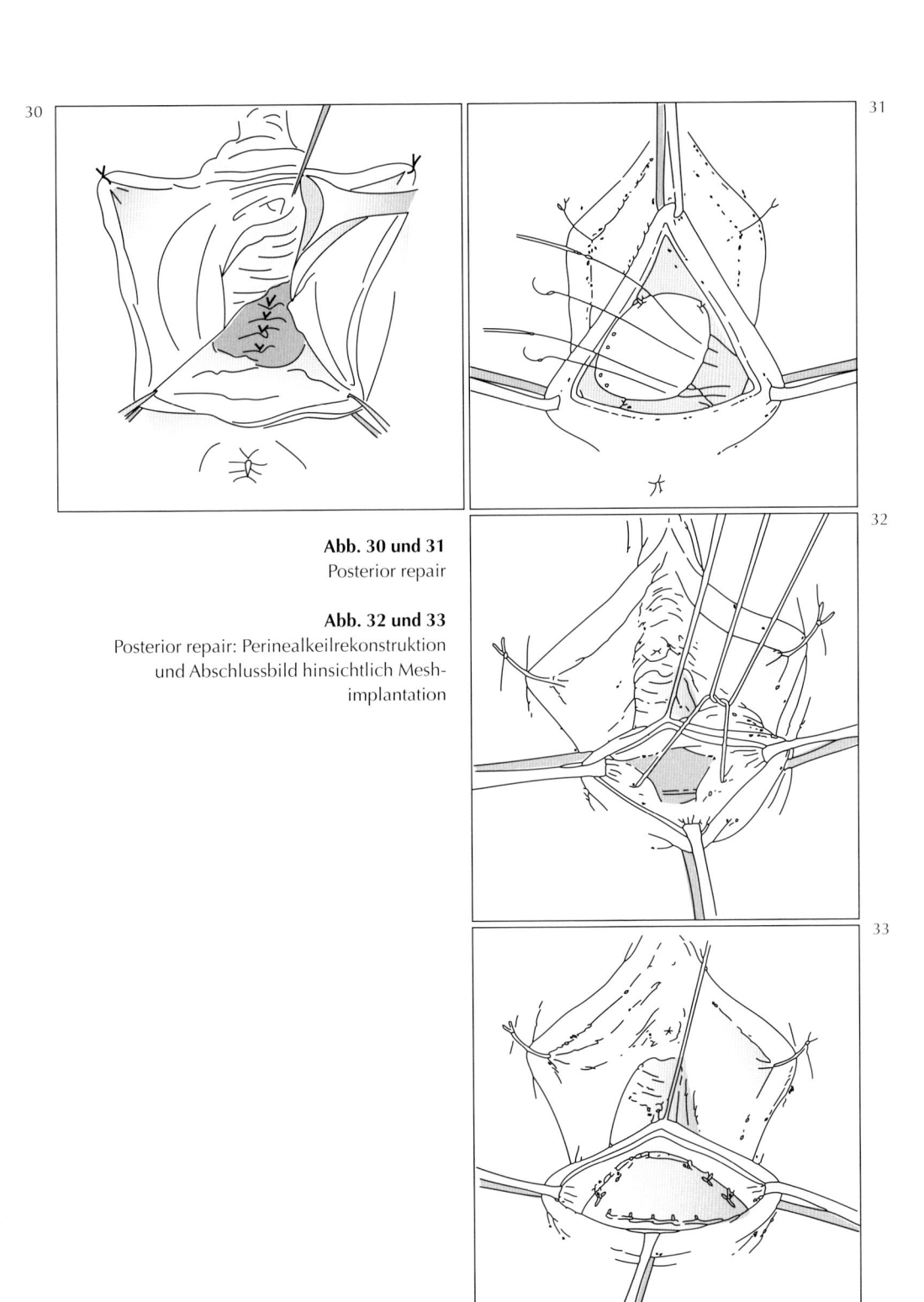

Abb. 32 und 33
Posterior repair: Perinealkeilrekonstruktion und Abschlussbild hinsichtlich Meshimplantation

Sehr häufig liegt pathomorphologisch eine Kombination aus folgenden Befunden vor, die mit funktionellen Beschwerden der Ausscheidungsorgane sowie gynäkologischen Beschwerden einhergehen:

- Descensus perinei;
- Descensus uteri;
- Traktionszystozele;
- ventrale Rektozele (Abb. 26 und 27);
- Intussuszeption bis apparenter Rektumprolaps;
- Elongatio des rektosigmoidalen Darmsegments;
- (komprimierende) Sigmoido- oder Enterozele.

Ist in der Vergangenheit bereits eine Hysterektomie (mit oder ohne vaginale Plastiken und/oder blasenhalselevierender Operation) durchgeführt worden, sehen wir statt des Descensus uteri einen Scheidengrunddeszensus oftmals vergesellschaftet mit einer anterior-kranialen Enterozele.

Der Kombinationseingriff besteht dann aus folgenden Operationsschritten:

- Vaginale Exstirpation des Uterus; die Adnexe können simultan vaginal oder während der abdominalen Phase entfernt werden.

- Implantation eines entsprechend konfigurierten vorderen Netzimplantats (transobturatorisch fixiert) mit ausreichend Längenreserve zur späteren Sakropexie (sog. 4-Punkt-ATOM-unterstützte Sakropexie) (Abb. 28 und 29).

- Hintere Kolpotomie mit einer transvaginalen Raffung der Rektumvorderwand bei ventraler Rektozele. Hier werden die perirektalen Reste des hinteren Anteils der endopelvinen Faszie sowie das perirektale Binde- und Fettgewebe durch Raffnähte im Abstand von ~1,5–2 cm über dem Lumen des Rektums im Sinne einer Plikatur gerafft.

Anschließend erfolgt die Einlage eines posterioren (teilresorbierbaren) Netzimplantats, welches an der kranialen Levatorkante fixiert und 2 weitere Male im Verlauf der Levatormuskulatur, seitlich am Übergang zur Scheidenhaut (Insertion der endopelvinen Faszie), durch Naht adaptiert wird (sog. posterior mesh repair) (Abb. 30–33). Abschließend wird der Perinealkeil neu formiert und das Implantat hier angeschlossen, um eine suprasphinktere Bruchlücke zu verschließen oder deren Ausbildung zu verhindern (Perinealkeilrekonstruktion).

Danach erfolgt die Umlagerung zur abdominalen Phase.

Diese kann je nach Befund und Ausrichtung der Operateure aus folgenden Operationsschritten bestehen:

- **Laparoskopische Fixierung** des Vorderwandimplantats auf der kranialen Scheidenvorderwand, Ausbreitung des Hinterwandimplantats und Fixierung im Bereich der apikalen Scheidenhinterwand, seitlich mit Resektion des Überstandes des posterioren Netzes. Retroperitonealisierung und Sakropexie des transobturatorisch fixierten Vorderwandnetzes sowie laparoskopische Rektosigmoidmobilisation mit erforderlichenfalls -resektion und der Rektopexie mit gegebenenfalls abschließender Netzplombe zum Verschluss des kleinen Beckens als Therapie/Prophylaxe der Enterozele bzw. deren Rezidivs.

- **Offene Beendigung** des Eingriffs über einen etwas weiter nach lateral ausgeführten Pfannenstielquerschnitt oder eine mediane infraumbilikale Längslaparotomie in gleicher Weise: Fixierung des Vorderwandimplantats auf der kranialen Scheidenvorderwand, Ausbreitung des Hinterwandimplantats und Fixierung im Bereich der apikalen Scheidenhinterwand, seitlich mit Resektion des Überstandes des posterioren Netzes, Sakropexie und Retroperitonealisierung des transobturatorisch fixierten Vorderwandnetzes.

Nun kann (bei extraperitonealer Lage des »gynäkologischen« Implantats) die intraperitoneale (und damit zur Netzkante distante)

Resektion des überschüssigen Darmsegmentes und die Reanastomisierung erfolgen. Dabei wurde bei den vorangegangenen Operationsschritten bereits einiges an Vorarbeit geleistet:

○ Mobilisation des Rektums bis hinab zum Beckenboden.

○ Pararektale peritoneale Inzision dorsal des Ureters rechts in Vorbereitung der späteren Resektion und Anastomose (und nicht die sonstige Eröffnung des Retroperitoneums ventral des Ureters und von dort Präparation der Kreuzbeinkonkavität).

○ Ureterdarstellung und Mobilisation (falls erforderlich) sowie Anzügelung mit einem *Vessel Loop*.

○ Retroperitonealisierung des Operationsgebiets der Sakrokolpopexie unter Elevation des Darms und dessen Fixierung in elevierter Lage im Rahmen des Verschlusses des Retroperitoneums. Dieser Schritt kann grundsätzlich aber auch nach Darmresektion und Anastomisierung erfolgen. Auch möglich ist die Vorschaltung der Darmresektion und Anastomose vor der Sakropexierung des Netzes an den vorgelegten Sakrumfäden. Dies ist vor allem bei Patientinnen mit etwas beengten räumlichen Verhältnissen vorteilhaft.

Bei einem weiten Beckeneingangsraum (sog. »grande fosse pelvienne«) wird dieser abschließend mit einer Netzplombe, zum Verschluss des kleinen Beckens als Therapie/Prophylaxe der Enterozele bzw. deren Rezidivs, abgedeckt.

Üblicherweise bedarf es einer retroperitonealen Zieldrainage im Bereich des präsakralen Operationsgebiets; ob eine intraperitoneale Zieldrainage erforderlich ist, wird individuell entschieden. Eine abschließende suprapubische Zystostomie ist bei uns die Regel.

Operationsverlauf

Typische Patientin mit Indikation zum kombinierten urogynäkologisch-kolo-proktologischen Operieren (Abb. 34 und 35), Instrumente (Abb. 36–39) und Operationsablauf (Abb. 40–99).

Abb. 34 und 35
Fortgeschrittener Rektumprolaps, anteriore Rektozele, Subtotalprolaps der Scheide nach Hysterektomie mit Plastiken, Harndrang- und Stuhlinkontinenz

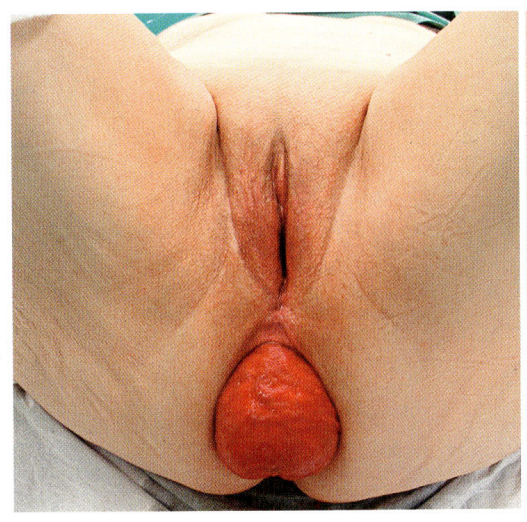

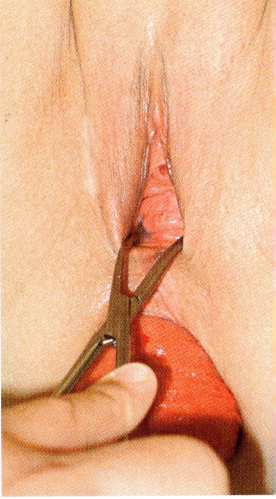

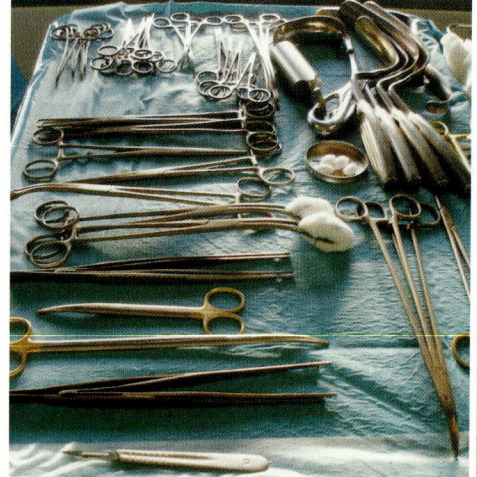

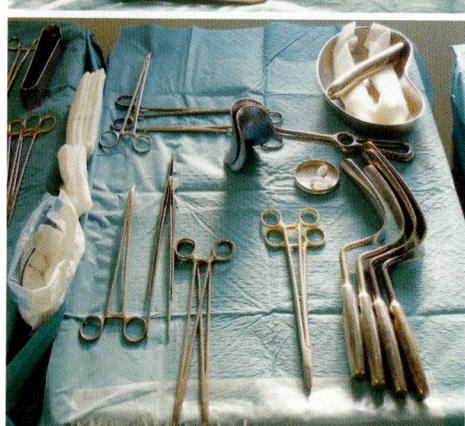

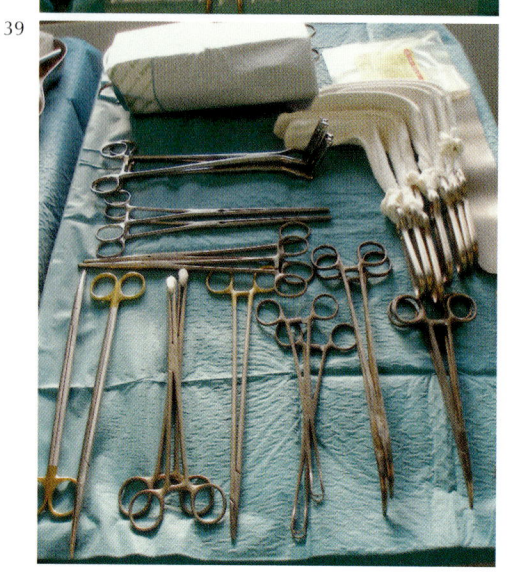

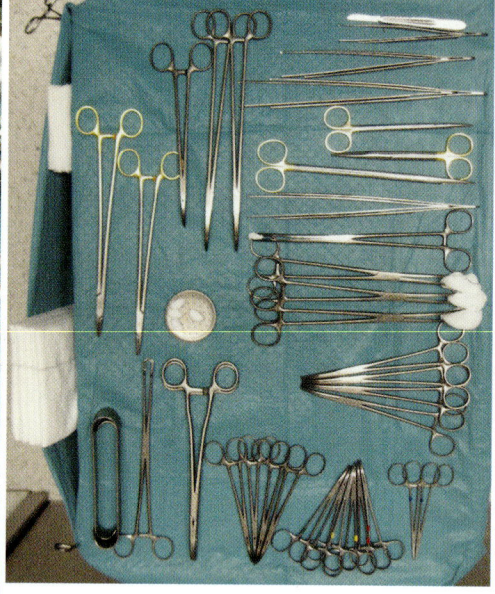

Abb. 36
Tisch 1: vaginales Grundsieb

Abb. 37
Tisch 2: abdominales Grundsieb

Abb. 38
Tisch 3: lange abdominale Instrumente sowie 26er HEGAR-Stift für die Elevation der Scheide und lange breite BREISKY-Haken für die Präparation des Sakrum

Abb. 39
Tisch 4: Darmresektion (chirurgisches Zusatzinstrumentarium)

Abb. 40
Lagerung der Patientin, Desinfektion, steriles Abdecken. Transurethraler Blasenverweilkatheter 16 Charr. Bei vorhandenem Uterus vaginale Hysterektomie mit Verschluss des Scheidengrundes ohne Peritonealisierung des Wundgebietes. Vordere mediane Kolpotomie und Abpräparieren der Zystozele von den Scheidenhautlappen lateral bis hinauf zum Arcus tendineus der endopelvinen Faszie und nach kranial bis zum Scheidengrund

Abb. 41
Eröffnen des Peritonealsackes der Enterozele jetzt oder nach hinterer Kolpotomie mit Sanierung des hinteren Kompartiments. Abpräparieren des Bruchsackes der Enterozele von der Rektumvorderwand und Resektion des überschüssigen Bauchfells über OVERHOLT-Klemmen

Abb. 42
Versenken der Pulsionskomponente der Zystozele unter einer Reihe quer gestellter U-Nähte wie bei der konventionellen vorderen Diaphragmaplastik

Abb. 43 und 44
Anschließend Einbringen des SERATOM-G-PA-Netzes transobturatorisch wie bei FISCHER beschrieben

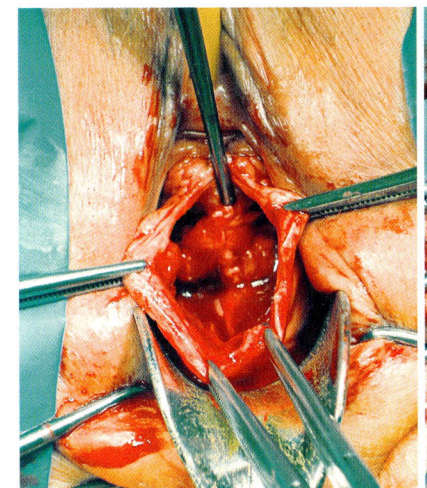

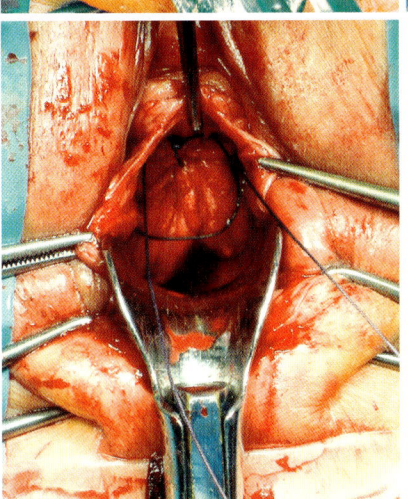

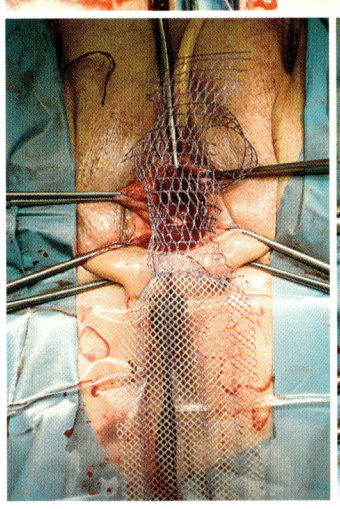

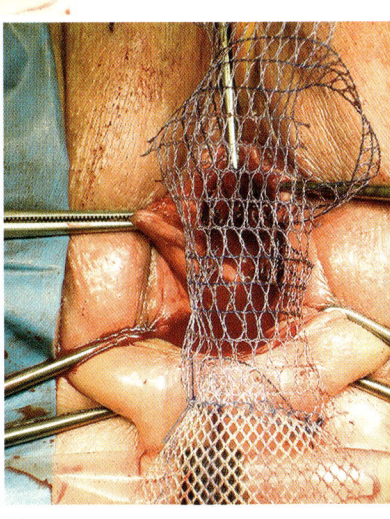

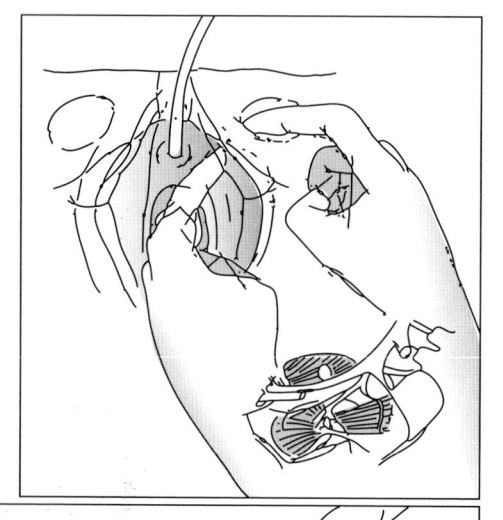

Abb. 45
Festlegen der Inzision über dem Foramen obturatum

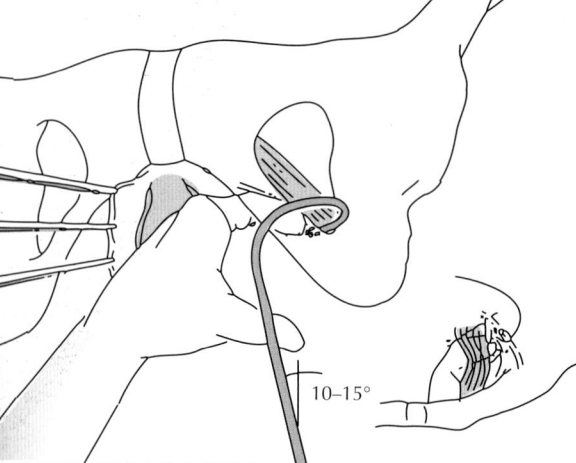

Abb. 46
Durchführen der beiden Helices und damit Einbringen der beiden Ärmchen des *SERATOM*-Implantats

Abb. 47
Positionieren des Implantats …

Abb. 48
… sodass es für die Blase ein Widerlager (Hängematte) bildet. Die dorsale Fixierung erfolgt bei dieser Patientin über die Sakropexie

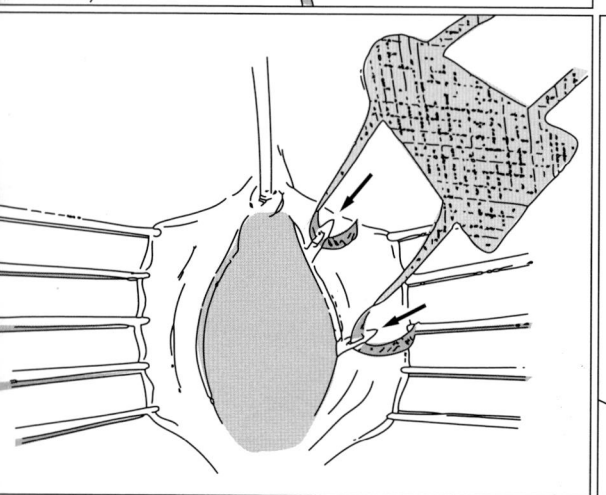

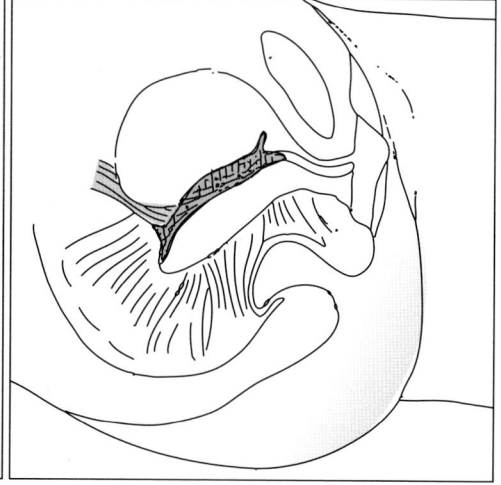

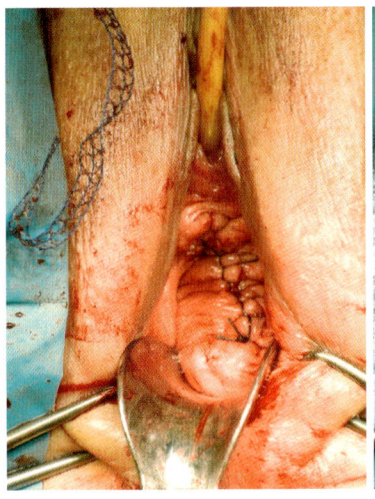

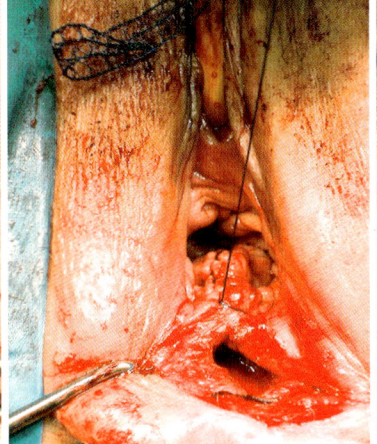

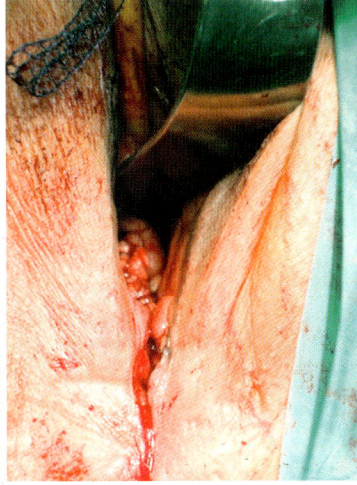

Abb. 49
Fixieren des vorderen Anteils des *SERATOM*-G-PA-Netzes und Verschluss der vorderen Kolpotomie fortlaufend mit PGA 2-0. Überschüssige Scheidenhaut wird zuvor sparsam reseziert

Abb. 50 und 51
Anschließend Sanierung der Hinterwand mit 1. Raffung des perirektalen Bindegewebes und der Muscularis der Rektumvorderwand und 2. Überbrückung des interlevatoriellen Gewebsdefekts mit einem teilresorbierbaren Netzimplantat *(SERAMESH PA)* und Neuformierung des Perinealkeils

Abb. 52
Dissektion der Rektoenterozele von der Scheidenhinterwand bis in den Bereich des Apex (der seinerseits durch die Präparation der Vorderwand schon zum Teil freigelegt ist)

Abb. 53
Raffung des perirektalen Bindegewebes und der Muscularis der Rektumvorderwand, im Sinne einer anterioren Rektozelenplastik, die die Rektozele unter dem zu implantierenden Netz stabilisiert

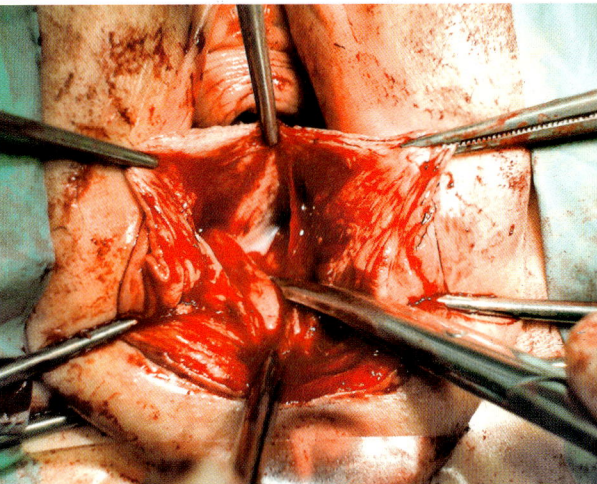

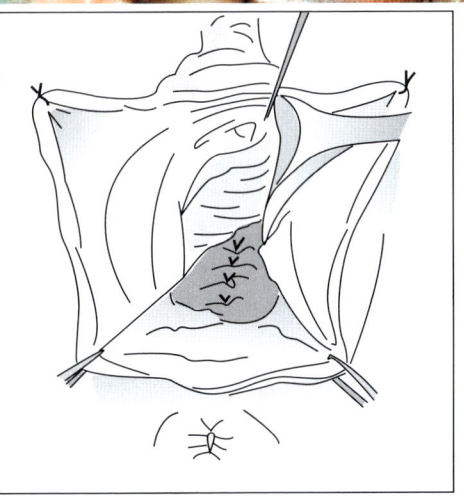

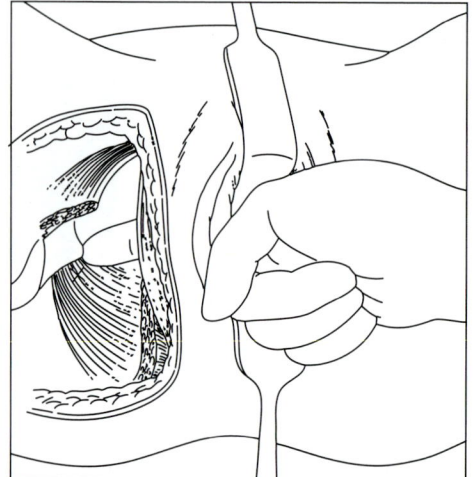

Abb. 54
Anschließend wird der kraniale Verankerungsfaden des posterior mesh repair in die kraniale Kante des M. levator ani eingenäht (PDS 2-0 mit einer CT-2-Nadel) (beidseits)

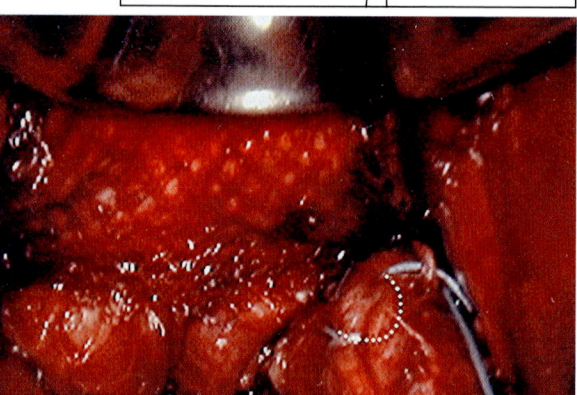

Abb. 55
Dabei wird etwas kaudal und etwas dorsal der Spina ischiadica der Levatorrand dargestellt und eine kräftige Portion des Muskelrandes gefasst (2. Nadelhalter!)

Abb. 56
Das an den beiden Fäden fixierte hintere Netz wird nun beim Zuziehen des Knotens auf die Levatorkante hin nach dorso-kranial gezogen und dort auf dem Muskel befestigt

Abb. 57
Im Bereich der Levatormitte wird die Mitte des posterioren Netzes ebenfalls mit PDS 2-0 auf dem Muskel fixiert und zwar oberhalb der zuvor angelegten vorderen Rektumwandplastik. Damit ergibt sich später eine stabile aber flexible neue Bindegewebslage im Septum rectovaginale

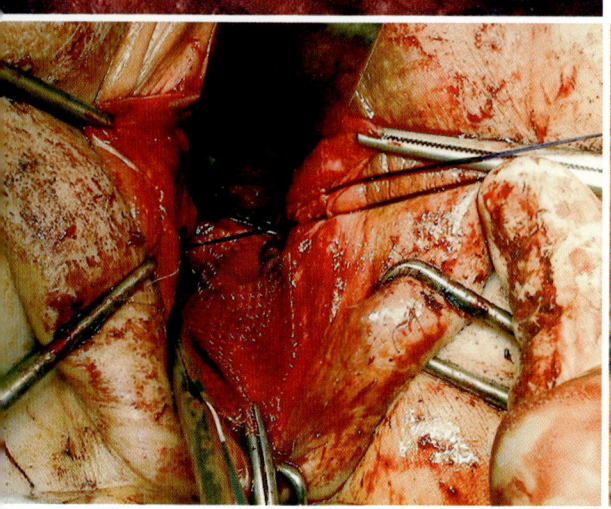

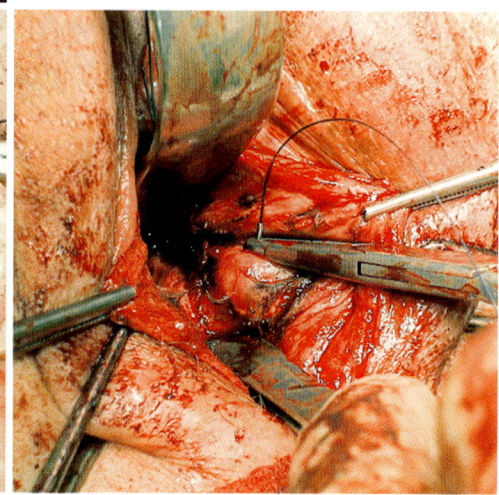

Abb. 58
Nach kaudal hin, am Übergang zwischen Levator und M. bulbocavernosus, wird die letzte seitliche Fixationsnaht gelegt

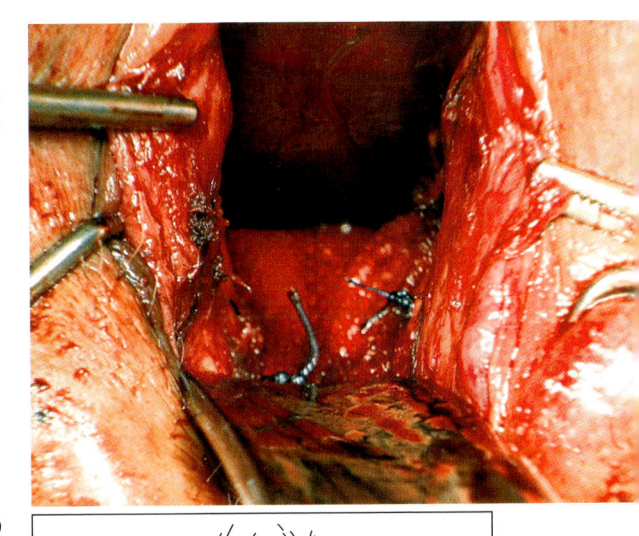

Abb. 59
Anschließend wird das Netz im Bereich des Perinealkeils so fixiert, dass die Rektumwand (der Stuhl) präsphinkterisch nicht mehr in Richtung Scheide ausweichen kann

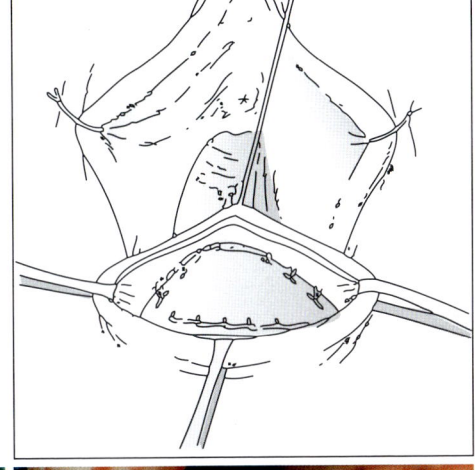

▽

Abb. 60 und 61
Gegebenenfalls muss die kaudale Dammmuskulatur in diesem Zusammenhang ebenfalls median wieder vereinigt werden, um einen geschlossenen Introitus zu erzielen (chronisch-rezidivierende Harnweginfekte!)

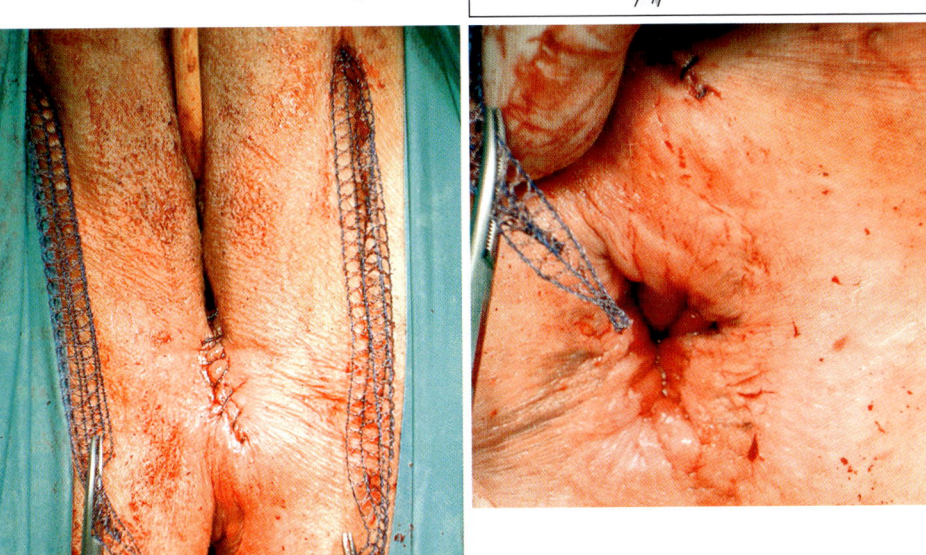

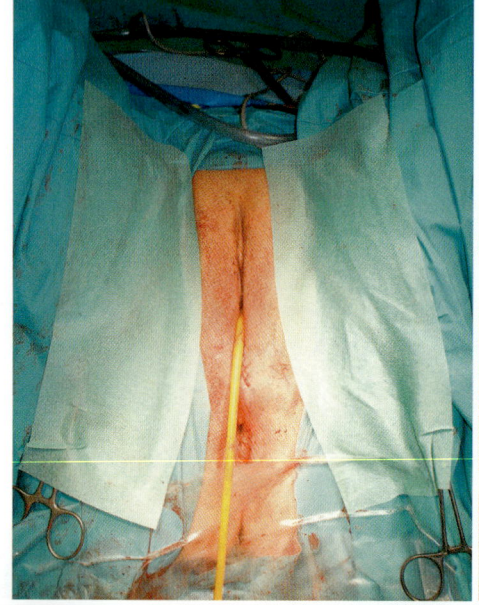

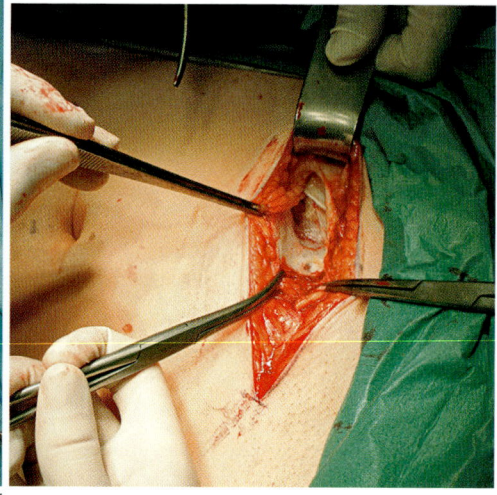

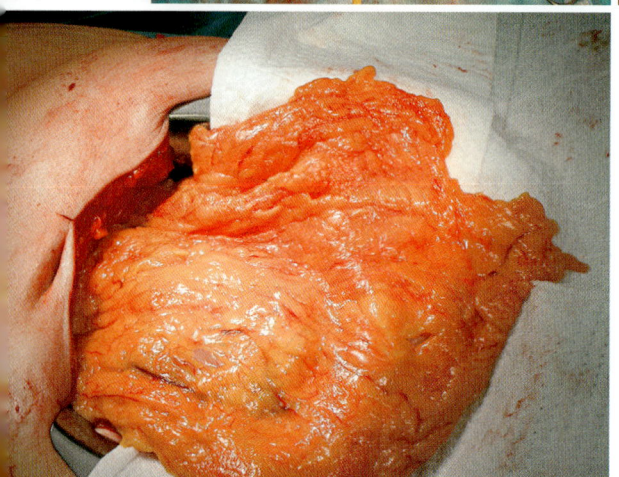

Abb. 62
Abschließend werden die transobturatorisch ausgeleiteten *SERATOM*-Ärmchen (mit Klemmen armiert) abgeklebt, um eine Kontamination innerhalb der späteren Rektumresektion und der damit verbundenen transanalen Manipulationen zu verhindern

Abb. 63
Umlagerung zur Eröffnung des Abdomens. In der Regel ist ein etwas breiterer Pfannenstielquerschnitt ausreichend, da eine Mobilisation des Darms in Richtung auf die Flexura lienalis in diesem Zusammenhang nicht erfolgen muss

Abb. 64
Nach Eröffnung der Bauchhöhle wird das Omentum maius mobilisiert und auf seine Tauglichkeit für die Omentumplastik hin überprüft. Es wird dann mit Hilfe von 2–3 Bauchtüchern zusammen mit dem Intestinum in den Oberbauch abgestopft, um Zugang zum Operationsgebiet im kleinen Becken und präsakral zu bekommen

Abb. 65
Die beiden von vaginal vorgelegten Netze sind bereits intraperitoneal gelegen und erkennbar (wenn das Peritoneum in der vaginalen Phase bereits eröffnet [und teilweise reseziert] wurde)

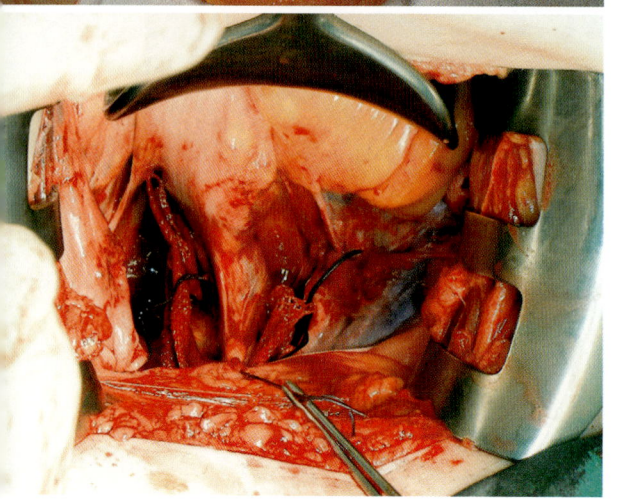

Abb. 66
Nun wird der Zugang zum Os sacrum präpariert. Die peritoneale Inzision wird dabei streng parakolisch nach oral hin weiter geführt bis das Promontorium erreicht wurde. Das Rektum wird dann mittels Tupfer und unter Einsatz von Breisky-Haken nach links lateral abgedrängt und die Waldeyer-Faszie präsakral dargestellt

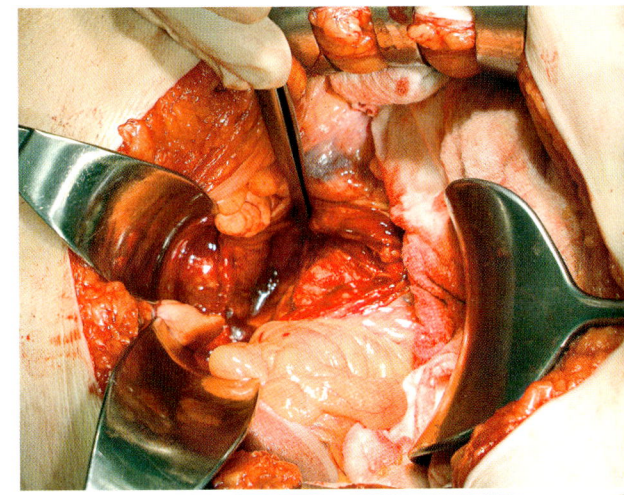

Abb. 67 und 68
Die Resektionslinie des Douglas-Peritoneum muss dabei innerhalb der Lateralverschiebung des Rektum mobilisiert werden (Abb. 67), um später das vom Scheidenapex zum Sakrum aufgespannte Netz nach Vereinigung mit dem Blasenperitoneum decken und damit retroperitonealisieren zu können (Abb. 68)

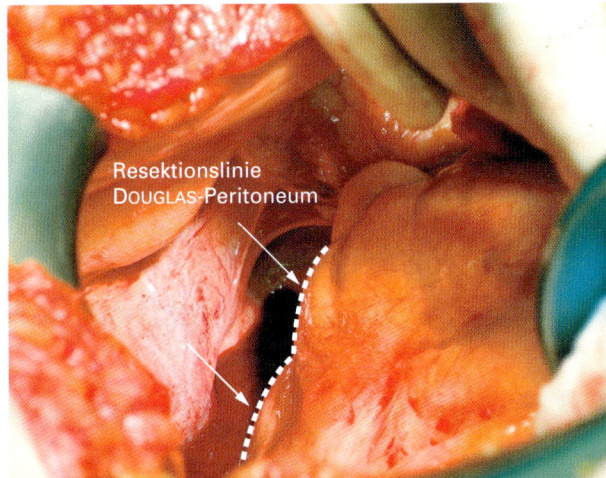

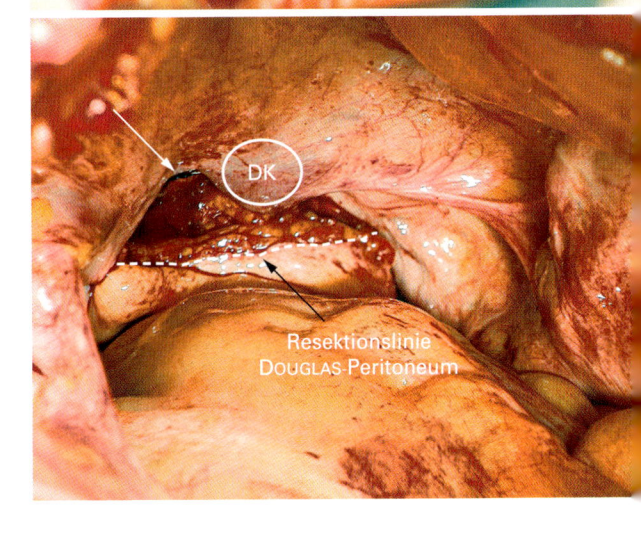

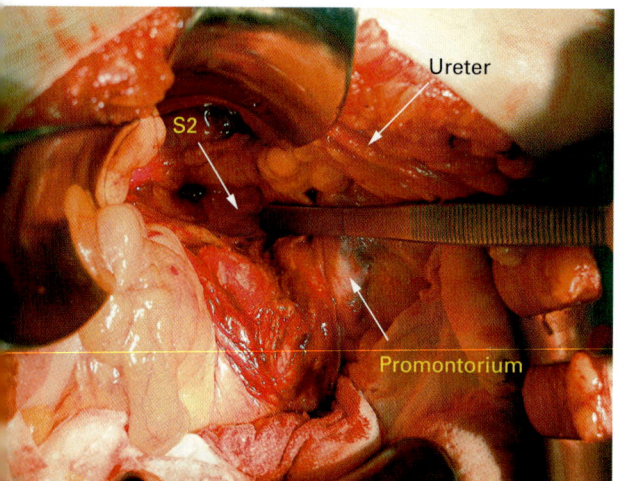

Abb. 69
Der im lateralen Peritoneum verlaufende Ureter wird nun dargestellt und etwas aus dem Peritoneum befreit, um ihn am Ende der Operation, beim Verschluss des Retroperitoneums, nicht zu verziehen

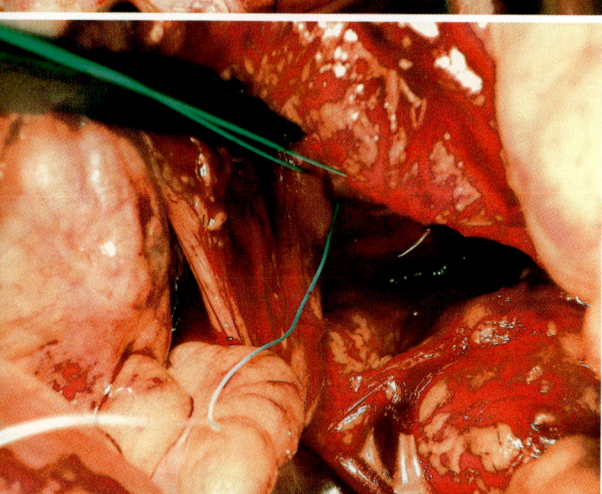

Abb. 70
Nun wird das Lig. longitudinale anterius des Sakrum nach Eröffnung der WALDEYER-Faszie dargestellt, um dort die 3 Nähte, ausgeführt mit geflochtenem nicht-resorbierbaren Nahtmaterial, zu verankern

▽

Abb. 71 und 72
Dabei ist auf die lateral vertikal und zwischen den Wirbelkörpern horizontal verlaufenden Gefäße sowie den mit einem *Vessel Loop* angeschlungenen Ureter zu achten

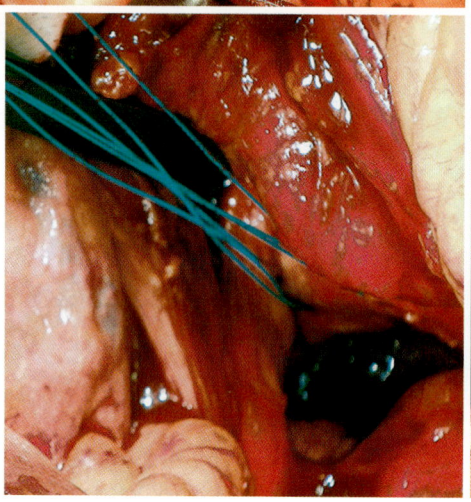

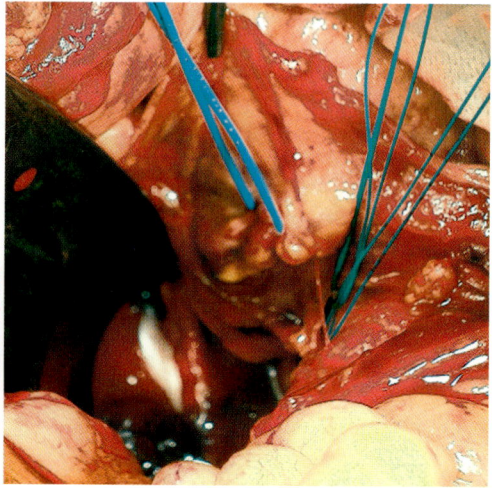

Abb. 73
Optimalerweise kann man die 3 Verankerungsnähte horizontal nebeneinander platzieren

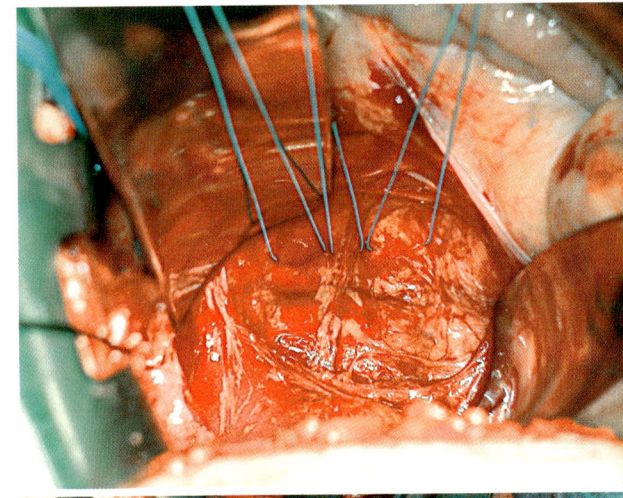

Abb. 74 und 75
Nach Ausführen dieser Nähte wird nun – falls eingelegt – das Netz unter der Scheidenhinterwand mobilisiert und ausgebreitet (Abb. 74) und unter Einbringen eines 26er-HEGAR-Stiftes in die Scheide auf die so entfaltete Scheidenhinterwand apexnah aufgesteppt; in der Regel genügen 2(–3) PDS-Nähte der Stärke 2-0 (Abb. 75)

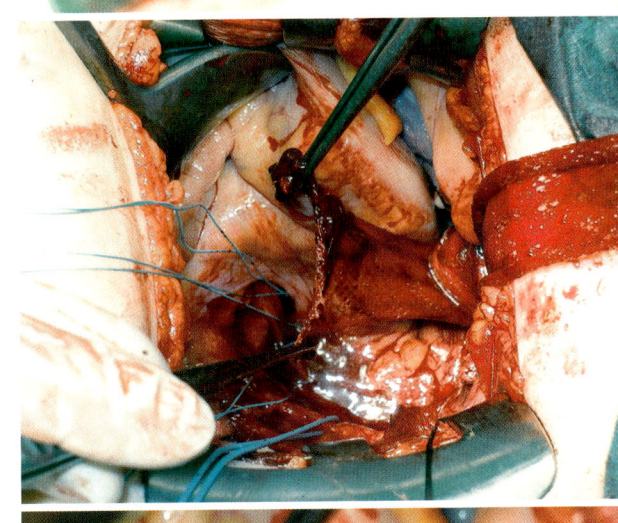

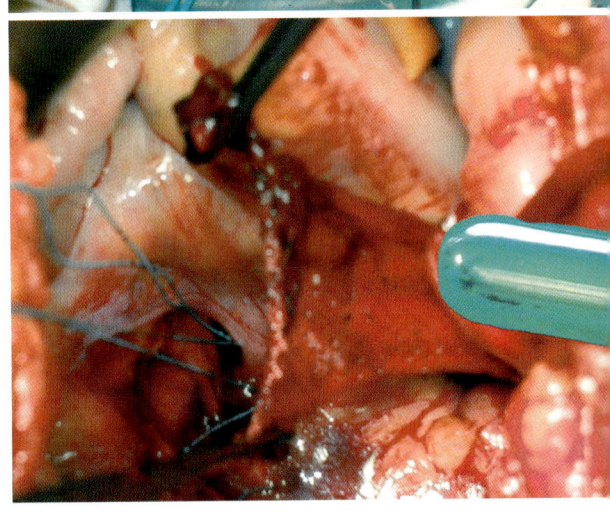

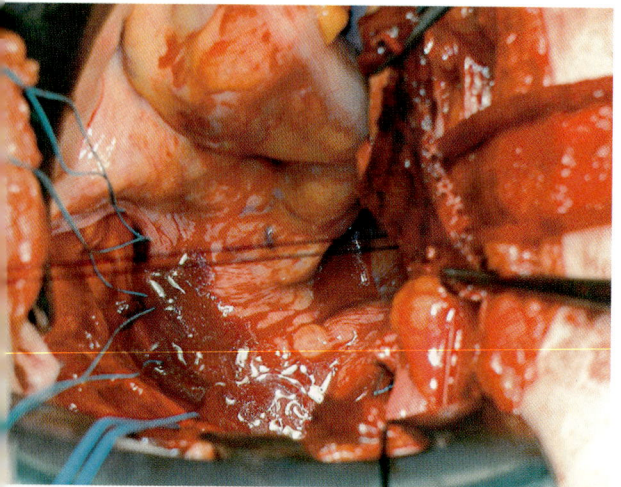

Abb. 76
Damit ist die gesamte Hinterwand der Scheide mit dem posterioren Netz verstärkt

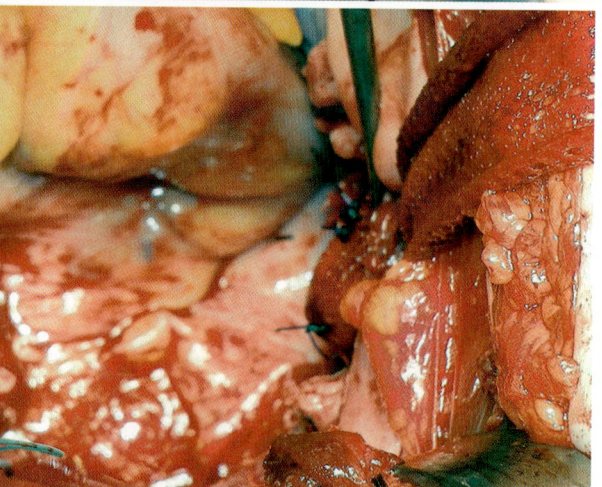

Abb. 77
Der Überstand wird reseziert

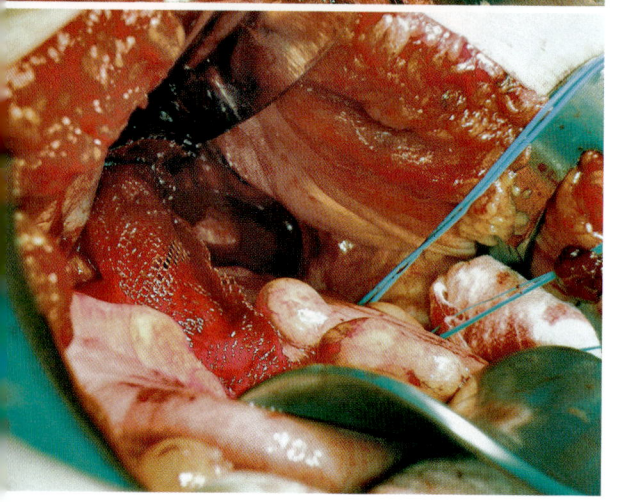

Abb. 78
Anschließend mobilisiert man des Netz im Bereich der Vorderwand

Abb. 79
Ausbreitung und Fixierung des Netzes
bei liegendem HEGAR-Stift mit PDS 2-0
auf der apikalen Scheidenvorderwand

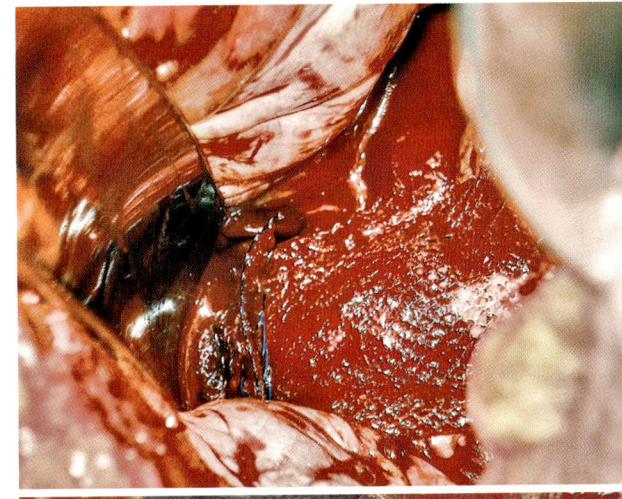

Abb. 80
Hier sind in der Regel 5(–7) Einzelknopf-
nähte erforderlich

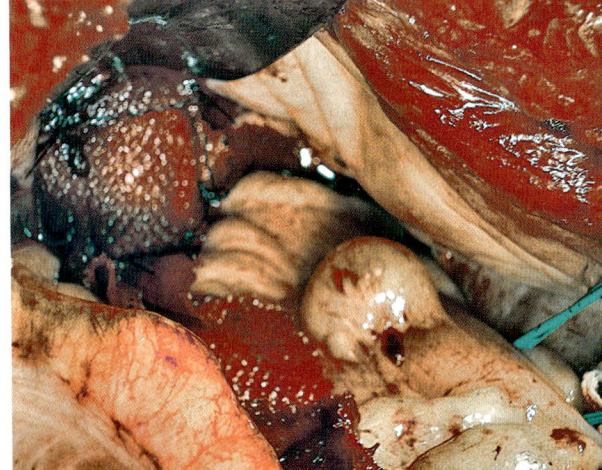

▽

Abb. 81 und 82
Maßnehmen nach Entfernen des HEGAR-
Stiftes aus der Scheide (Vermeidung von
Artefakten, die eine zu starke Spannung der
vaginalen Fixierung hervorrufen würden)

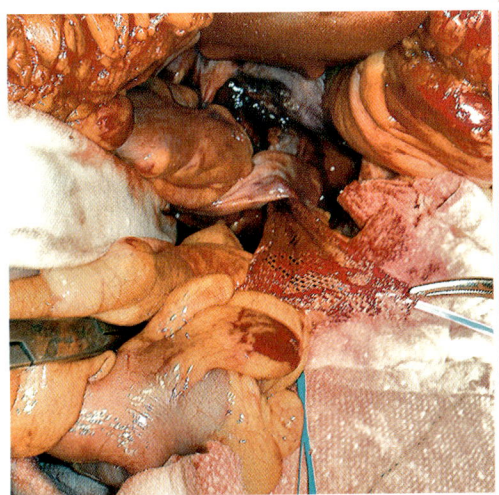

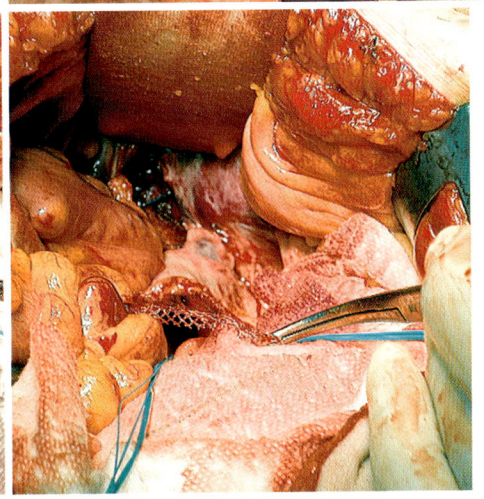

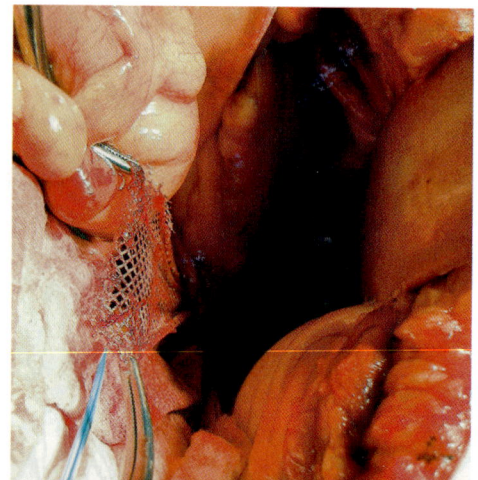

Abb. 83
Kürzen des Überstandes

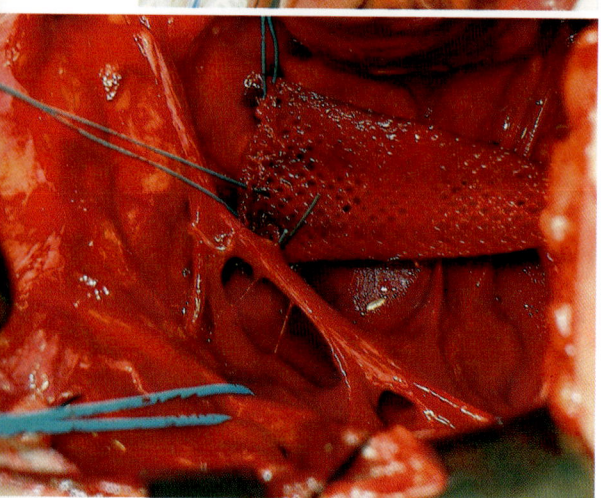

Abb. 84 und 85
Fixieren des zurückgeschnittenen Netzes an den vorgelegten Fäden des Sakrum (Abb. 84) und Knüpfen der Fäden, sodass das Implantat in direkten breitflächigen Kontakt mit dem Os sacrum kommt (Abb. 85). Neben dem Ureter ist dabei auch auf den lateralisierten Grenzstrang zu achten

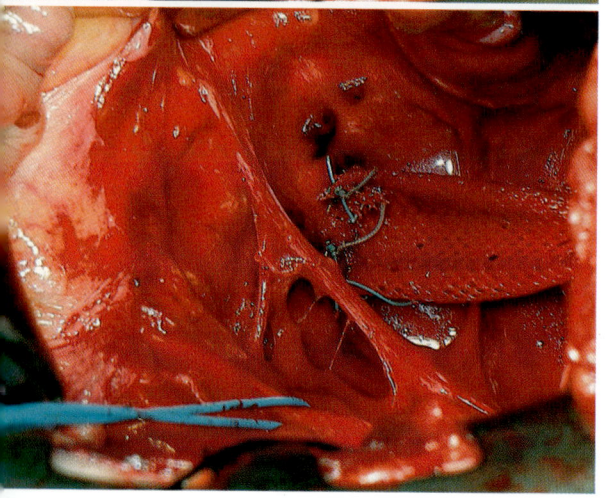

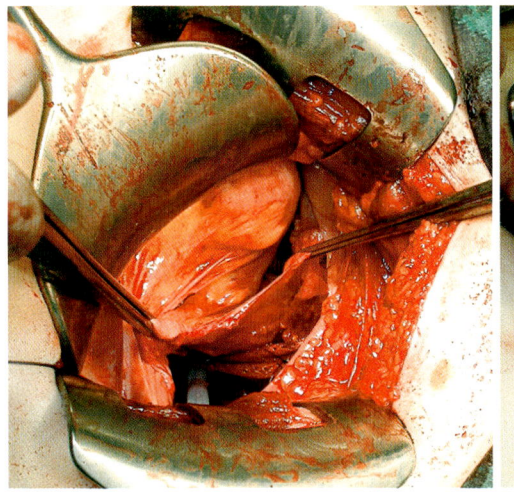

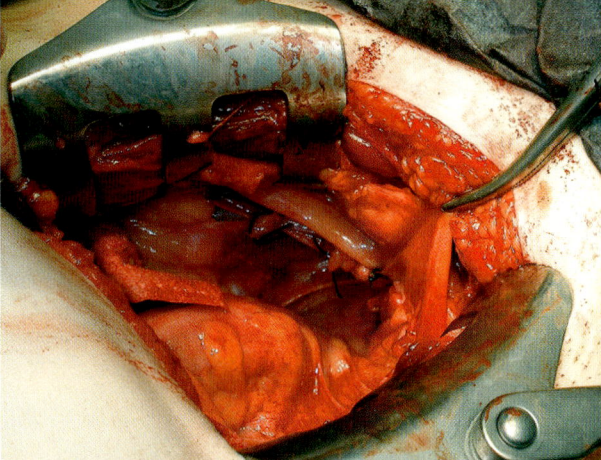

Abb. 86
Mobilisation des Resektionsrandes des DOUGLAS-Peritoneums

Abb. 87
Würde das Peritoneum jetzt verschlossen, so wie es hier mit Hilfe von wenigen Situationsnähten gezeigt wird, bliebe neben dem elongierten Rektum auch ein weiter und tiefer DOUGLAS-Raum (grande fosse pelvienne) bestehen und würde einem Rezidiv und einer Verschlimmerung der Defäkationsstörung Vorschub leisten

Abb. 88
Aus diesem Grund wird nun im intraperitonealen – nicht im retroperitonealen – Bereich des Rektums, oberhalb der Grenze des DOUGLAS-Peritoneums, die Resektionslinie festgelegt und die Darmresektion mit Anastomosierung in typischer Weise vorgenommen

Abb. 89
Nach Maschinenanastomose und Dichtigkeitsprüfungen wird nun das am Sakrum fixierte Netz retroperitonealisiert

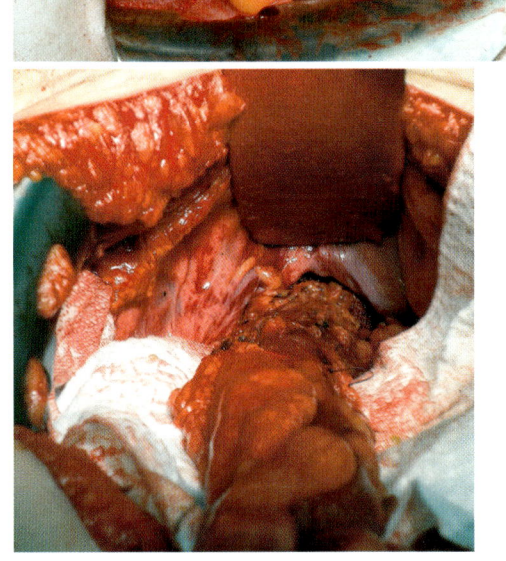

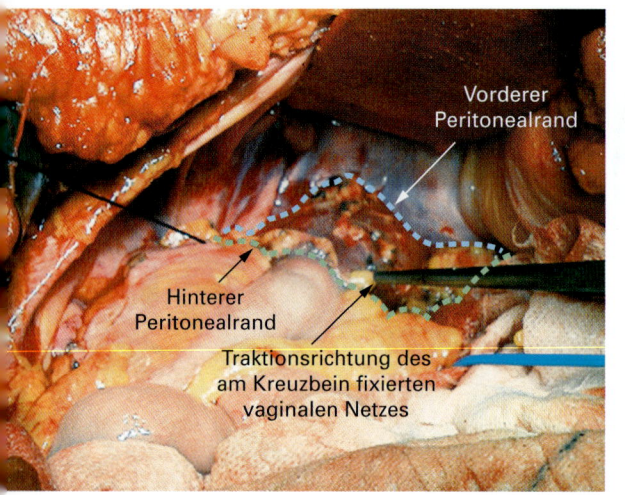

Abb. 90
Typischerweise wird dabei versucht, den peritonealen Resektionsrand im hinteren Bereich (im Bereich des Rektum [unterhalb der Anastomose]) mit dem vorderen Peritoneum (Blasenperitoneum), unter Einbeziehung der Rotundumstümpfe, zu vereinigen

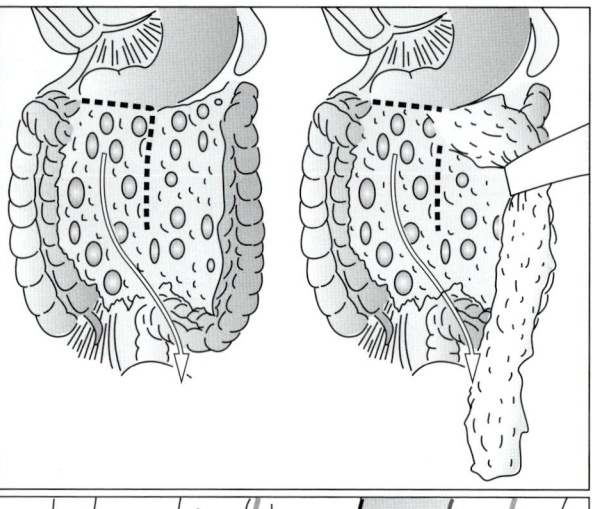

Abb. 91
Nun wird die Netzplombe für das kleine Becken präpariert, ins kleine Becken eingeschwenkt und dort nach Verschluss der Peritonealwunde zum Retroperitoneum hin (und Einlage einer entsprechenden retroperitonealen Drainage, die extravulnär nach außen geleitet und fixiert wird) im Bereich der Linea terminalis auf dem Beckeneingang platziert

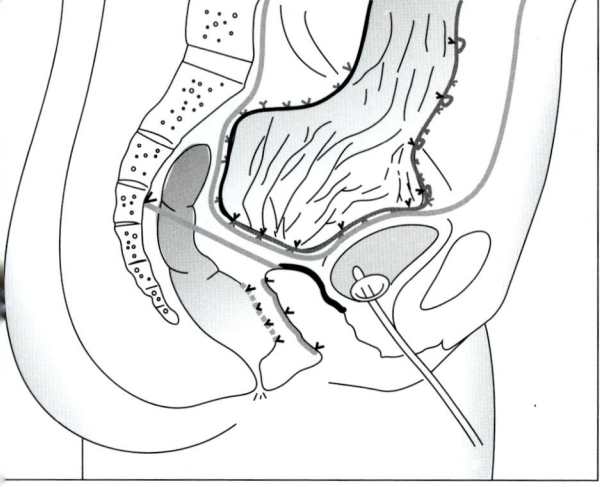

Abb. 92
Damit wird eine komplette Obliteration aller für die Entstehung einer Enterozele infrage kommenden Bruchpforten erreicht

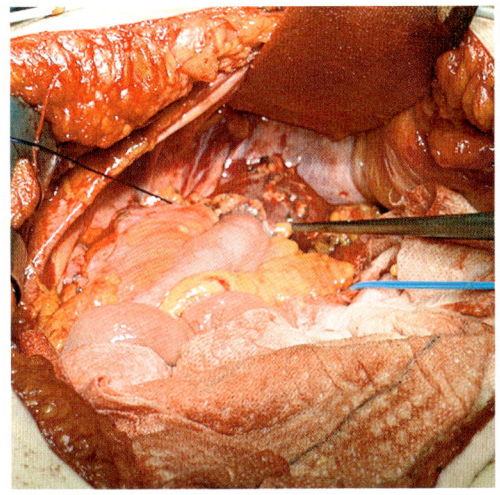

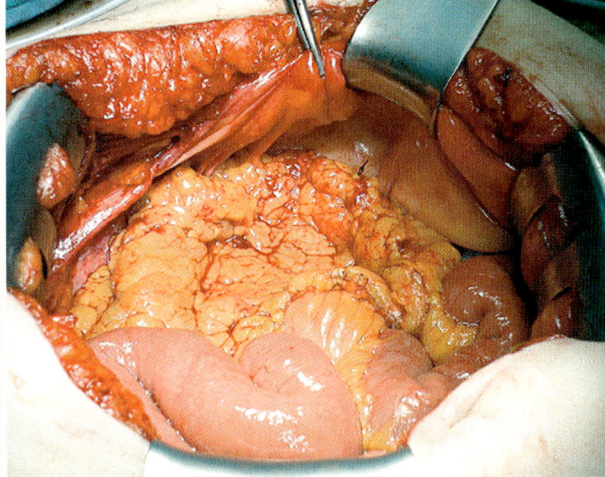

Abb. 93 und 94
Diese Auskleidung des Beckeneingangs erfolgt unter Berücksichtigung der Ureterenverläufe, unter Einbeziehung der Rotundumstümpfe, zirkulär mit (PDS-)Einzelknopfnähten

Abb. 95
Der Situs wird nach Bauchtoilette wieder hergestellt

Abb. 96 und 97
Netzplombe in einer postoperativ angefertigten Computertomographie des Beckens

Abb. 96
Sagittalschnitt

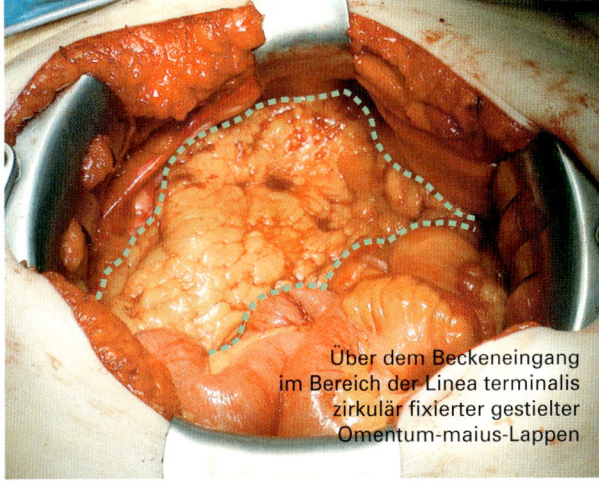

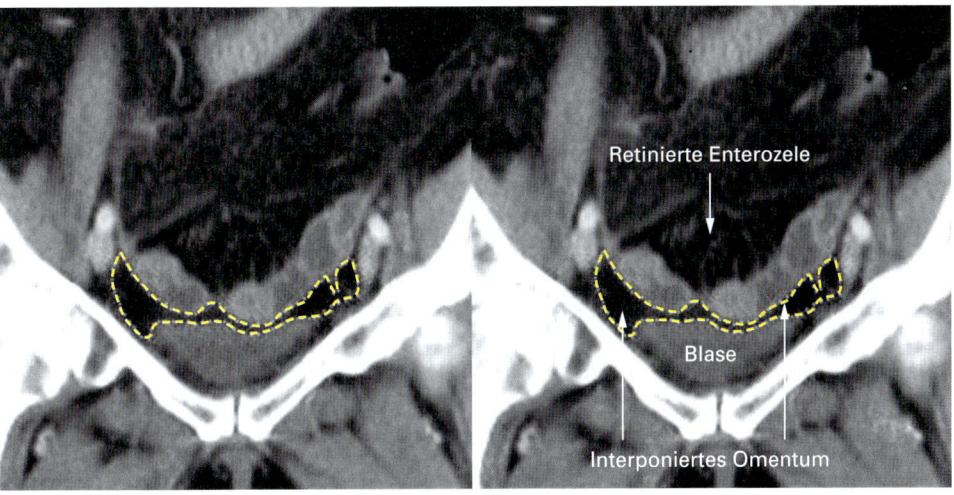

Über dem Beckeneingang im Bereich der Linea terminalis zirkulär fixierter gestielter Omentum-maius-Lappen

Retinierte Enterozele
Blase
Interponiertes Omentum

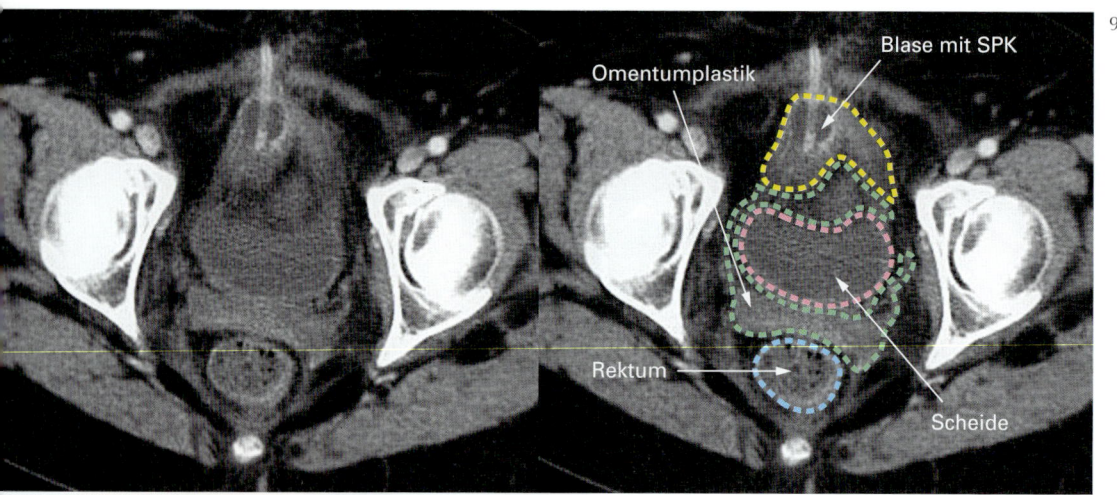

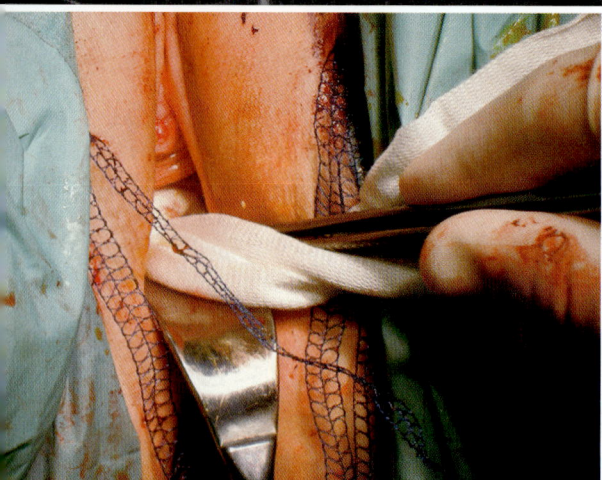

Abb. 97
Transversalschnitt

Abb. 98 und 99
Nach Bauchdeckenverschluss und Einlage einer suprapubischen Blasendrainage erfolgt die straffe vaginale Tamponade (Abb. 98) sowie die anschließende Resektion der transobturatorischen Ärmchen des *SERATOM*-Implantats (Abb. 99)

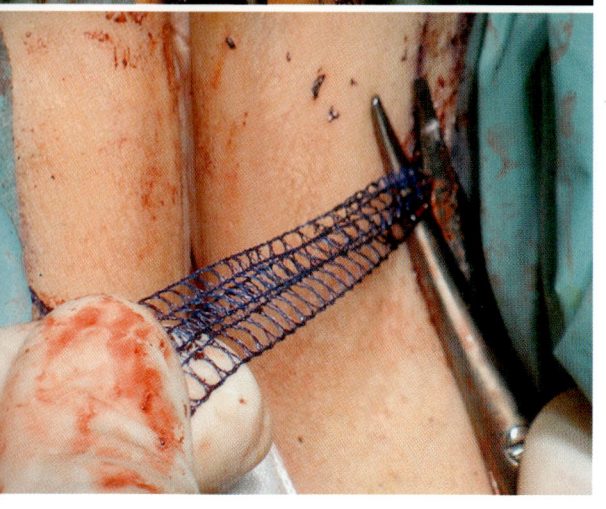

Erfolgsstrategien in der Interponatchirurgie

Im Wesentlichen handelt es sich um die folgenden beiden Punkte:

○ Operationsindikation;
○ Operationsdurchführung (Umgang mit Implantaten).

Operationsindikation

Während die grundsätzliche Operationsindikationsstellung aus dem Pathomechanismus und der Pathoanatomie des Prolaps abzuleiten ist, stellt sich natürlich die Frage, welcher Defekt am besten durch welchen der beschriebenen Eingriffe saniert werden sollte. Die Abb. 100 und 101 sollen hierüber Aufschluss geben.

Zunächst gehen wir davon aus, dass die Patientin noch keine komplexeren deszensuschirurgischen Voreingriffe überstehen musste. Wir betrachten vorderes und hinteres Kompartiment hier am besten getrennt.

Handelt es sich um einen Rezidivdeszensus, so ergibt sich die Operationsstrategie im Wesentlichen aus der Voroperation (Abb. 102 und 103).

Andere vorangegangene Operationstechniken bedürfen der sehr individuellen Evaluation und Operationsplanung und können in solch vereinfachenden Schemata, wie sie diese Abbildungen darstellen, nicht erfasst werden.

Umgang mit Implantaten

Ebenso wichtig wie die Indikationsstellung ist der adäquate Umgang mit Implantaten. Hier sollen die wichtigsten Regeln dargelegt werden:

Angemessene Implantatgröße

Während die Länge eines Implantats eine weniger bedeutsame Rolle spielt (abgesehen von dem Stück zwischen 2 Ärmchen kann jedes Implantat, zumindest in der Länge, nach Bedarf gekürzt werden [siehe Resektion von Implantaten]), ist die Breite, vor allem bei Fertigimplantaten, nicht frei wählbar. Sollen andere Forderungen erfüllt werden, so ist es vorteilhaft; die industriell vorgefertigte Prothese hat eine Größe, die sie »ready-to-use« macht. Zu breite Prothesen können nur faltenfrei unter die Vorder- und Hinterwand der Scheide eingebracht werden, wenn die lateralen Anbindungen der Septen (rektovaginale und vesikovaginale) eröffnet werden. Dies führt zu Komplikationen (Blutungen, Organverletzungen etc.) und zu einer Funktionsverminderung (neurologisch bedingt – Denervierung!).

Ebenso problematisch sind 3-Kompartment-Prothesen (vorn, zentral, hinten), die im zentralen Anteil nicht individuell anpassbar sind, weil durch den kranialen vorderen und hinteren Implantatarm die Distanz zwischen den jeweiligen Fixpunkten industriell deter-

Abb. 100
Defekte des vorderen Kompartments

ATOM = anterior transobturator mesh

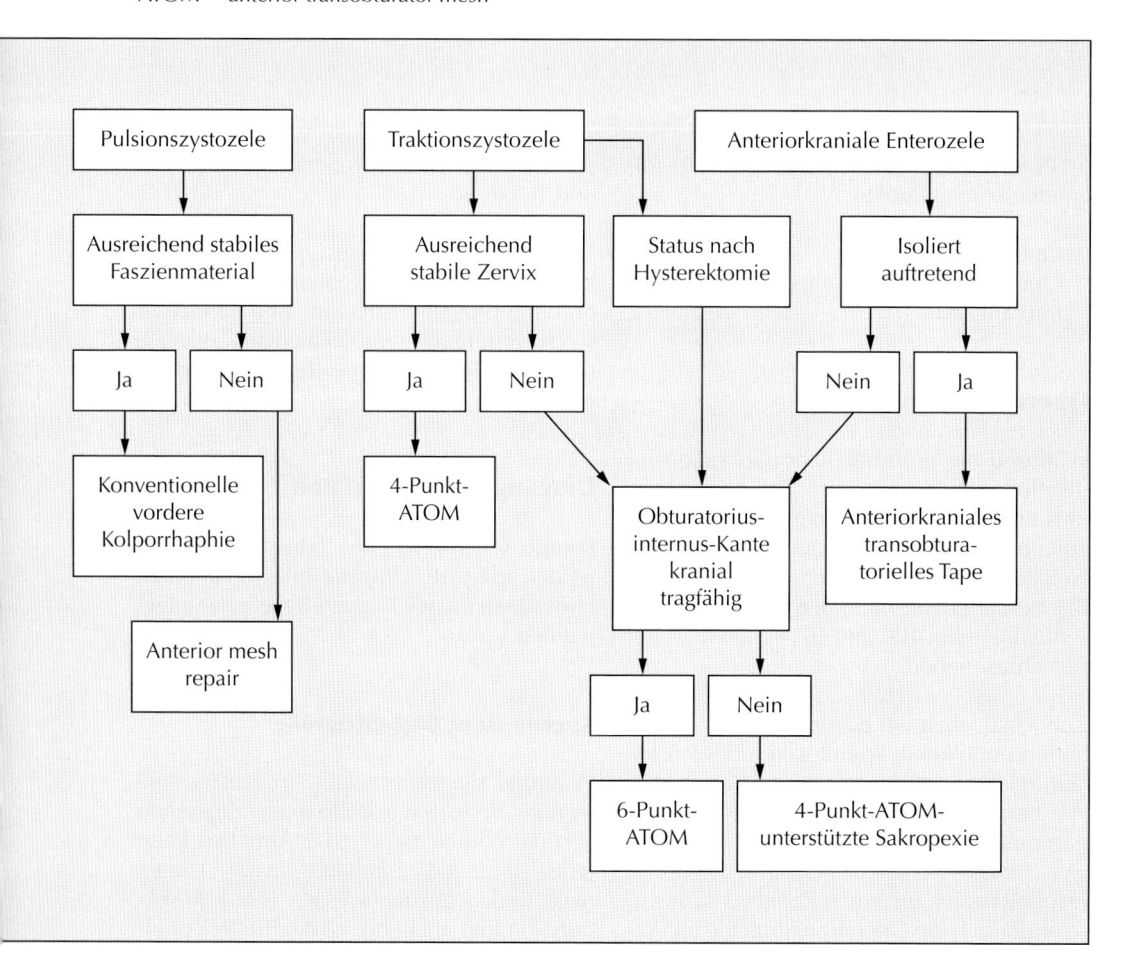

```
┌─────────────────────┐                              ┌─────────────────────┐
│  Descensus uteri    │                              │   Deszensus des     │
│                     │                              │  Scheidenstumpfes   │
└─────────────────────┘                              └─────────────────────┘
         │         │         ┌──────────────────┐              │
         │         └────────▶│  Hysterektomie   │──────────────┤
         │                   │ simultan vorge-  │              │
         │                   │     sehen        │              │
         │                   └──────────────────┘              │
         │                        │     │                      │
         ▼                        ▼     ▼           ▼          ▼
┌──────────────────┐  ┌──────────────────┐  ┌───────────┐  ┌──────────────────┐
│ Bilaterale       │  │   Abdominale     │  │ Isoliert  │  │ Mit weiterem     │
│ vaginale         │  │  Cervicopexia    │  │           │  │ Defekt           │
│ Cervicopexia     │  │  sacralis mit    │  └───────────┘  └──────────────────┘
│ sacrotuberalis   │  │  Netz- oder      │        │                │
└──────────────────┘  │  Fadeninteponat  │        ▼                ▼
         │            └──────────────────┘  ┌───────────┐  ┌──────────────────┐
         │                      │           │ Hinteres  │  │    Vorderes      │
         ▼                      │           │Kompartim.*│  │   Kompartiment   │
┌──────────────────┐            │           └───────────┘  └──────────────────┘
│ Anteriorkraniales│            │                 │                │
│ transobturatori- │            │                 │                ▼
│ elles Tape       │            │                 │        ┌──────────────────┐
└──────────────────┘            │                 │        │ (siehe Abb. 100) │
         │                      │                 │        └──────────────────┘
         ▼                      ▼                 │
┌─────────────────────────────────────────┐       │
│          Länge der Scheide              │       │
└─────────────────────────────────────────┘       │
         │                      │                 │        ┌──────────────────┐
         │                      │                 └───────▶│ Scheidengrund-   │
         │                      │                          │ fixation gemäß   │
         │                      │                          │ nebenstehenden   │
         │                      │                          │ Maßgaben         │
         │                      │                          │ + Hinterwand-    │
         │                      │                          │   reparatur      │
         │                      │                          └──────────────────┘
         │                      ▼                                   │
         │            ┌──────────────────┐                          │
         │            │ Überragt in ihrer│                          │
         │            │ Länge die Inter- │                          │
         │            │ spinalebene nicht│                          │
         │            └──────────────────┘                          │
         ▼                      │                                   ▼
┌──────────────────┐            │                          ┌──────────────────┐
│ Überragt in ihrer│            │                          │ Posterior mesh   │
│ Länge die Inter- │            │                          │    repair        │
│ spinalebene      │            │                          └──────────────────┘
│ um > 1 cm        │            ▼                                   │
└──────────────────┘  ┌──────────────────┐                          │
         │            │ Infrakokzygeale  │                ┌──────────────────┐
         │            │ Sakropexie nach  │                │   Posteriores    │
         ▼            │ PETROS möglich,  │◀──────────────▶│ Kombinations-    │
┌──────────────────┐  │ wenn kraniale    │                │   implantat      │
│Bilaterale Vaginae│◀─│ Levatorkanten    │                │ (Netz mit        │
│fixatio sacro-    │  │ ausreichend      │                │   Ärmchen)       │
│tuberalis         │  │ tragfähig        │                └──────────────────┘
└──────────────────┘  └──────────────────┘
```

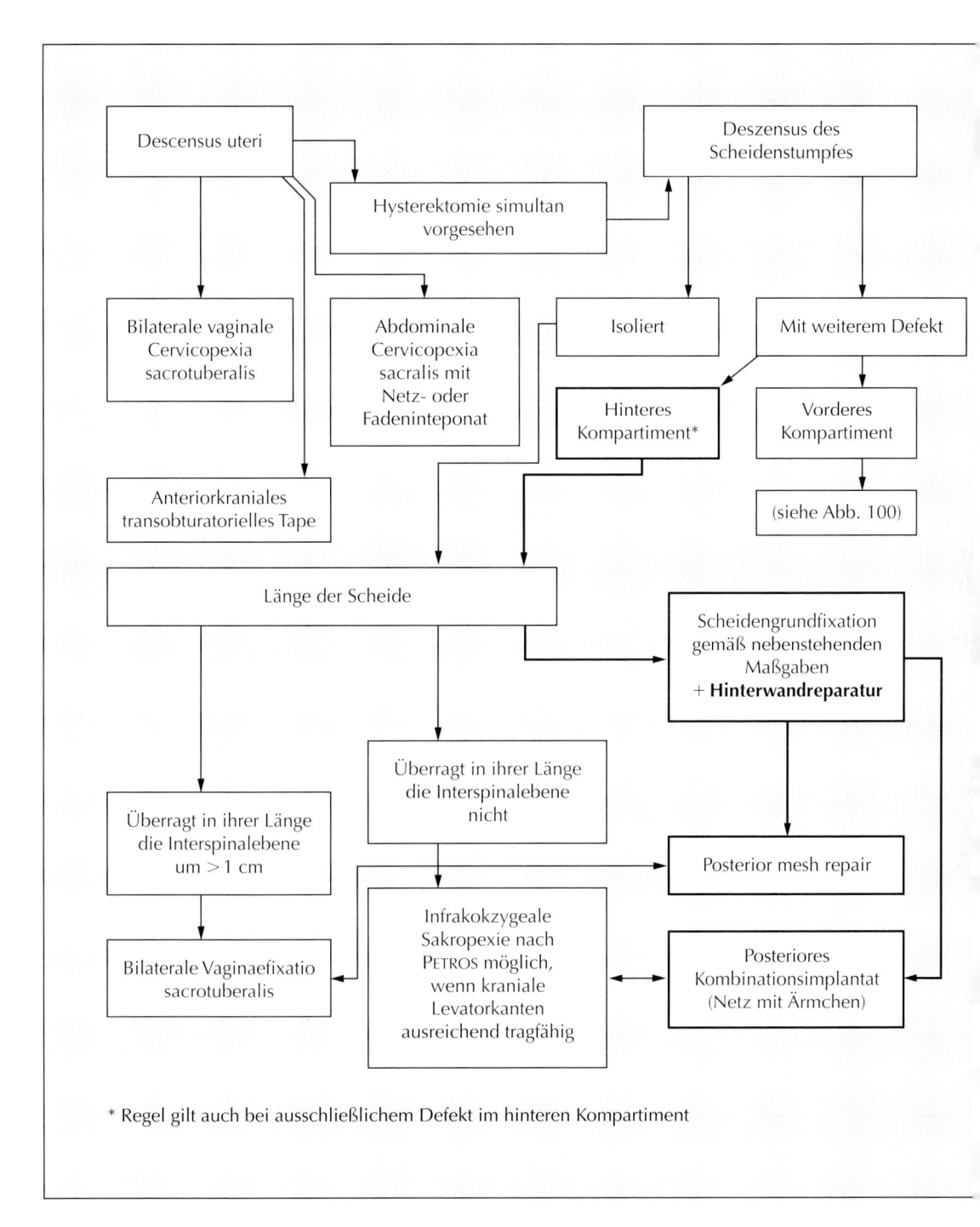

* Regel gilt auch bei ausschließlichem Defekt im hinteren Kompartiment

Abb. 101
Defekte des zentralen und posterioren Kompartments

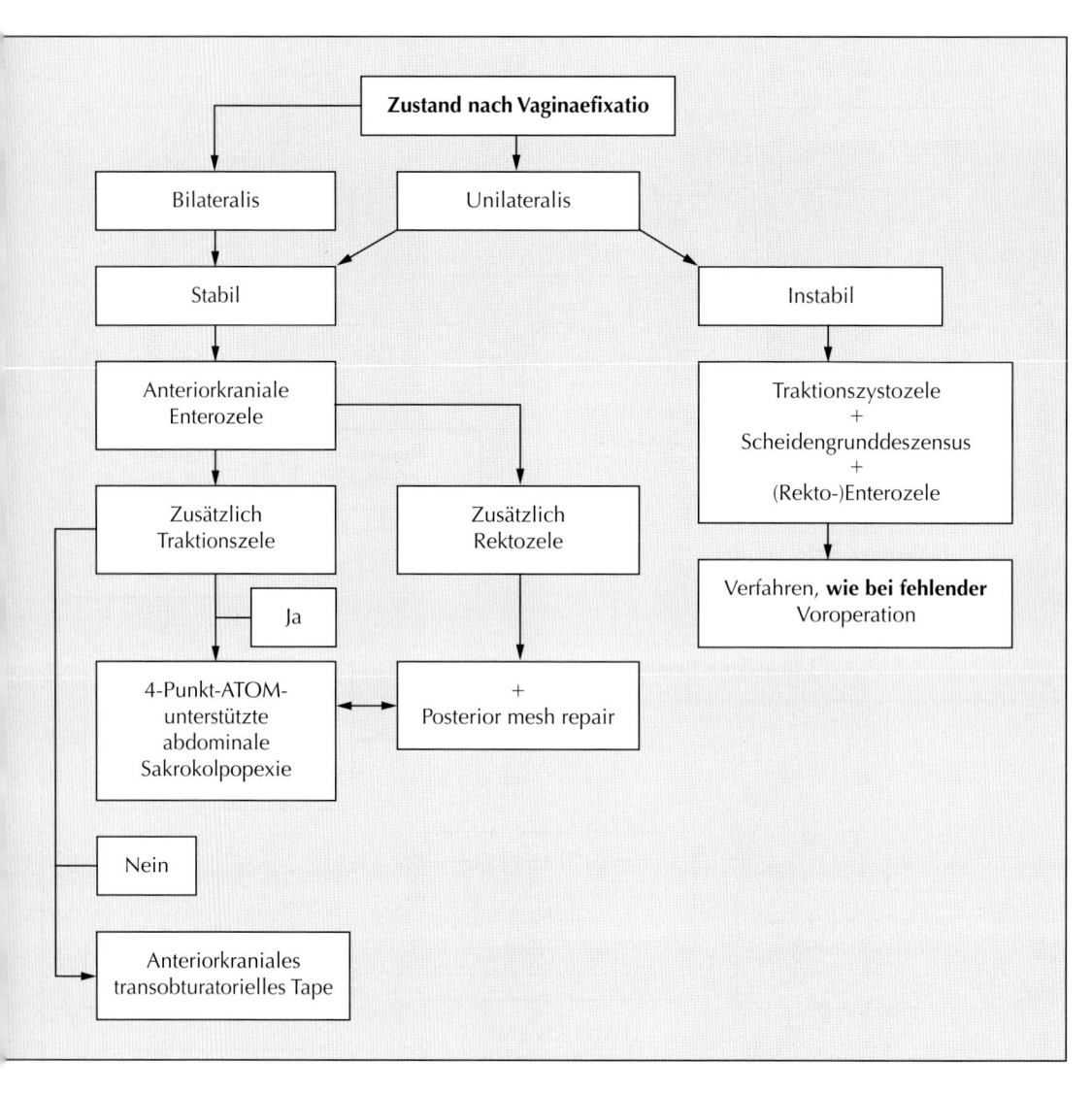

Abb. 102
Zustand nach Vaginaefixatiooperation

miniert ist und damit, zusammen mit der Art der Fixierung der Implantate, zu einer Problematik führt, die bei getrennten Implantaten gar nicht erst aufkommt: Die »one-size-fits-all«-Scheide mit dem apikalen Netzkonglomerat des individuellen Überbleibsels an Netzmaterial zwischen den kranialen Ärmchen, das keine Verwendung, keine Fixierung und damit keine Ausbreitung findet.

Zudem entspricht das Resultat nicht dem eigentlichen Konzept der Verhinderung einer Rezidiventerozele. Während bei den Kombinationsimplantaten der Druck auf den api-

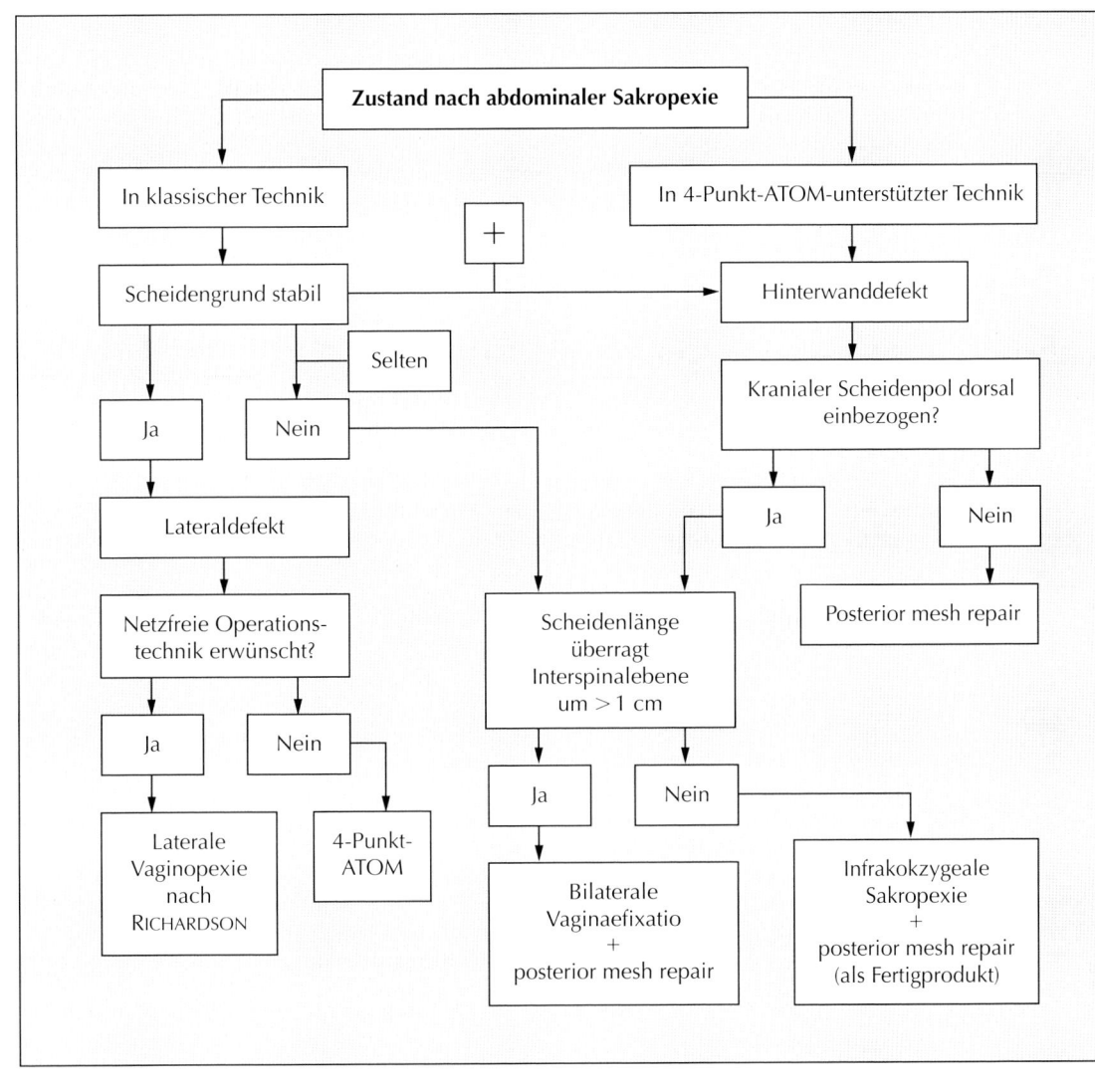

```
                    Zustand nach abdominaler Sakropexie
                    ┌─────────────────┴─────────────────┐
                    ▼                                   ▼
          In klassischer Technik              In 4-Punkt-ATOM-unterstützter Technik
                    │            ┌───┐                  │
                    ▼            │ + │                  ▼
          Scheidengrund stabil ──┴───┴──────────► Hinterwanddefekt
                    │                                   │
                    │        ┌─────────┐                ▼
                    ├────────│ Selten  │      Kranialer Scheidenpol dorsal
                    ▼        └─────────┘             einbezogen?
                   Ja          Nein                     │
                    │           │              ┌───────┴───────┐
                    ▼           │              ▼               ▼
             Lateraldefekt      │              Ja              Nein
                    │           │              │               │
                    ▼           │              │               ▼
         Netzfreie Operations-  │              │       Posterior mesh repair
          technik erwünscht?    │              ▼
                    │           │       Scheidenlänge
            ┌───────┴───┐       │         überragt
            ▼           ▼       │       Interspinalebene
            Ja         Nein     │          um > 1 cm
            │           │       │              │
            │           │       │       ┌──────┴──────┐
            ▼           ▼       │       ▼             ▼
        Laterale     4-Punkt-   │       Ja           Nein
       Vaginopexie    ATOM      │       │             │
          nach                  │       ▼             ▼
       RICHARDSON               │   Bilaterale    Infrakokzygeale
                                │  Vaginaefixatio   Sakropexie
                                │        +             +
                                │ posterior mesh   posterior mesh repair
                                │     repair       (als Fertigprodukt)
```

Abb. 103
Zustand nach Sakrokolpopexieoperation

kalen Anteil zwischen den kranialen Ärmchen nach unten wirkt, kann das getrennte Implantat in der Funktion eines Klappenventils, bei Steigerung des Abdominaldrucks, nach unten abdichten, bei der Kohabitation nach oben geöffnet werden. Dies beugt Dyspareunie vor.

Zuschneiden von Implantaten

Während die Resektion bei Bioimplantaten unproblematisch, vielfach nicht erforderlich ist, führt ein Überschuss an Netzgewebe zu Wundheilungsstörungen. Damit das Implantat den lokalen Anforderungen angepasst werden kann, muss es einerseits zuschneidbar sein, andererseits müssen die Schnittkanten aber auch möglichst frei sein von stechenden Fadenenden. Webart und gegebenenfalls »coating« des Implantats sind hier relevante Kofaktoren.

Adäquates Implantatmaterial

Es ist relativ sicher davon auszugehen, dass ein Konsens der Arbeitsgruppen darin besteht, dass monofil-makroporöse Polypropylenimplantate einer relativ hohen Anforderung an die Implantatsicherheit genügen. Gegebenenfalls sind beschichtete, teilresorbierbare oder Hybridprothesen (Kombinate aus Bio- und Kunststoffmaterial) hier das Entwicklungspotential der nächsten Jahre.

Dissektionstechnik

Auffinden des Stratum avasculare im jeweiligen Kompartiment, atraumatische Präparation bis hin zum Arcus tendineus vorn bzw. der Insertion der Lamina rectovaginalis der endopelvinen Faszie an der Vaginalfaszie hinten, keine Eröffnung des Cavum Retzii, nur im Zuge der Sakrotuberalpräparation kraniale Eröffnung des Levatordaches und atraumatische Dissektion der Ligg. sacrotuberalia unter Erhalt des Levatoranteils des N. pudendus.

Koagulationstechnik

Unproblematisch ist die Koagulation viszeral. Parietal sollte, bei entsprechender Präparationstechnik, eine Elektrokoagulation möglichst vermieden werden, um Scheidenhaut-/-lappennekrosen vorzubeugen.

Scheidenhautresektion/Spannung auf den Kolpotomien

Es empfiehlt sich, hier die Resektion auf den durch Klemmen etwas traumatisierten Wundrand zu beschränken. Bei sehr ausgeprägten Zelen kann auch etwas mehr Resektion erforderlich werden. Man bedenke aber, dass grundsätzlich die Scheidenhaut wie Tapete auf einer Wand (die Implantate) durch endogenes Fibrin anklebt und sich dann – innerhalb der elastischen Möglichkeiten – auch zurückbildet. Man unterschätzt u. U. auch den Bedarf an Scheide, wenn es beim Knüpfen der sakrotuberalen Fixation zur Entfaltung des Scheidenrohres kommt.

Spannungsfreie Adaptation der Wundränder durch fortlaufende oder Einzelknopfnaht

Vermeidung von Falten oder Mehrlagigkeit

Durch Wahl des richtigen Implantats und die Möglichkeit dieses zuzuschneiden wird Faltenbildung und Mehrlagigkeit – beides Förderer der Erosion – vermieden. Die Mehrlagigkeit spielt bei Bioimplantaten eine weniger ausgeprägte Rolle. Während Druckatrophie die Ursache für Erosionen bei Faltenbildung darstellt, ist bei Mehrlagigkeit die relative Reduktion der Porengröße mit entsprechender Kapillarisierungsstörung der Grund für die trophische Störung.

Konsequente prä- und postoperative Östrogenisierung

$2\times$ wöchentlich 1 mg Estriol bei postmenopausalen Patientinnen, bei zusätzlicher systemischer Hormontherapie gegebenenfalls nur $2\times$ 0,5 mg Estriol, sind meistens ausreichend.

Adäquates Management bei Erosionen

Erosionen sind nicht gänzlich vermeidbar. Alle aufgeführten Schritte helfen ihre Zahl auf ein Minimum zu reduzieren. Man muss bei Netzimplantaten etwa mit 3–5% solcher Erosionen rechnen, die sich dann aber im Bereich einer Wundheilungsstörung der Kolpotomie manifestieren. Bei Polypropylenimplantaten sistiert an einem gewissen Punkt dann die Heilung der Ränder aufeinander zu, das Granulationsgewebe aus der Tiefe wird nicht epithelialisiert. Damit kommt es zu »offenen Stellen« im Bereich der Kolpotomie, die oft zu (u. U. sanguinolenter) Sekretion (Ausfluss) führen.

Bei teilabsorbierbaren Implantaten ist die Erosionsrate insgesamt seltener. Während die Erosionen über teilabsorbierbaren Implantaten, abgesehen von vielleicht gelegentlicher oberflächlicher Applikation von Silbernitrat und lokalem Östrogen, weniger häufig eine besondere Zuwendung brauchen, sind die Erosionen über Polypropylen etwas anspruchsvoller.

Zunächst die lokale Östrogendosis steigern und zuwarten, bis sich zwischen den Maschen ein Granulationsrasen gebildet hat. Dann kann man das Gitter mit einer Schere zurückschneiden. Eine Narkose ist hierzu in der Regel nicht erforderlich. Dann heißt es wieder Geduld haben, bis die Granulation fortschreitet. Bisweilen bedarf es des Anfrischens des Epithelwundrandes, damit dieses wieder sprossen kann. Wenn der Defekt nicht bis auf einzelne »Stoppeln« des Netzes auf diese Weise verschlossen wird, dann wird nach Resektion der restlichen Fäden im Wundgebiet und nach Anfrischung der Ränder eine Sekundärnaht erforderlich (mit dem Risiko der sekundären Dehiszenz). Bei adäquatem Management sind schwerwiegende Probleme vermeidbar. Infektionen des Netzes bei lokal gestörter Wundheilung wurde bislang vor allem bei multifilen mikroporösen Implantaten beobachtet. Die Östrogenisierung kann durch lokal desinfizierende Maßnahmen (über einen kurzen Zeitraum, z. B. *Vagihex*) oder Verbesserung der DÖDERLEIN-Flora (z. B. *Döderlein Med*) unterstützt werden.

Typen von Erosionen und deren Behandlung (Abb. 104–109)

Bisweilen kommt es zum Auftreten kleiner durchgestochener Netzfädchen irgendwo unter der Vorderwand (Abb. 104). Bei den blau eingefärbten (hier schwarz dargestellt) nichtresorbierbaren Implantaten (großer Kreis) kann man sie sehen, die Konsistenz des Materials kann dazu führen, dass sie von der Patientin und/oder dem Partner gespürt werden. Man fasst sie mit einer atraumatischen feinen Klemme, zieht ein wenig daran und schneidet sie damit unter Epithelniveau ab.

Die Erosion von multifilen Fixierungsfäden (Abb. 104, kleiner Kreis) führt in der Regel über die mit der Granulationspolypenbildung einhergehenden vaginalen Sekretion (Ausfluss) zur Vorstellung der Patientin. 3–4 Monate nach der Implantation ist die um den Faden herum gebildete Narbe so kräftig, dass der Faden nach Durchtrennung eines Schenkels entfernt werden kann. Granulationsgewebe bei operativer Entfernung koagulieren, in der Ambulanz mit $AgNO_3$ verätzen (muss meist wiederholt werden).

Erosionen im Bereich der Scheidenwand finden sich zumeist im Bereich der Kolpotomie (Abb. 105). Unterschiedliche Gründe können hier zur Wundheilungsstörung führen. Sie tritt selbstverständlich auch bei den konventionellen Eingriffen auf, doch hier führt die Sekundärheilung nicht zur Freilegung von Implantatanteilen und wird daher weniger bewusst wahrgenommen.

Ausreichend Östrogen und Zeit führen letztlich zu einer Auffüllung des Defektes. Da sich aber meist die Epithelialisierung nicht in einem für die Patientin akzeptablen zeitlichen Rahmen einstellt, kann man sichtbares Fremdmaterial mit einem kleinen Scherchen an der Epithelgrenze durchtrennen und dann die Sekundärheilung durch $AgNO_3$ induzieren. Bisweilen muss dann in der Folge auch noch das eine oder andere Fädchen in nebenstehender Weise gekürzt werden. Selten bedarf es bei den üblichen kleinen Dehiszenzen einer Sekundärnaht.

Gelegentlich kommt es auch zu Erosionen an Stellen, wo zuvor nicht kolpotomiert wurde, z. B. nach einer klassischen netzunter-

104
105
106
107
108
109

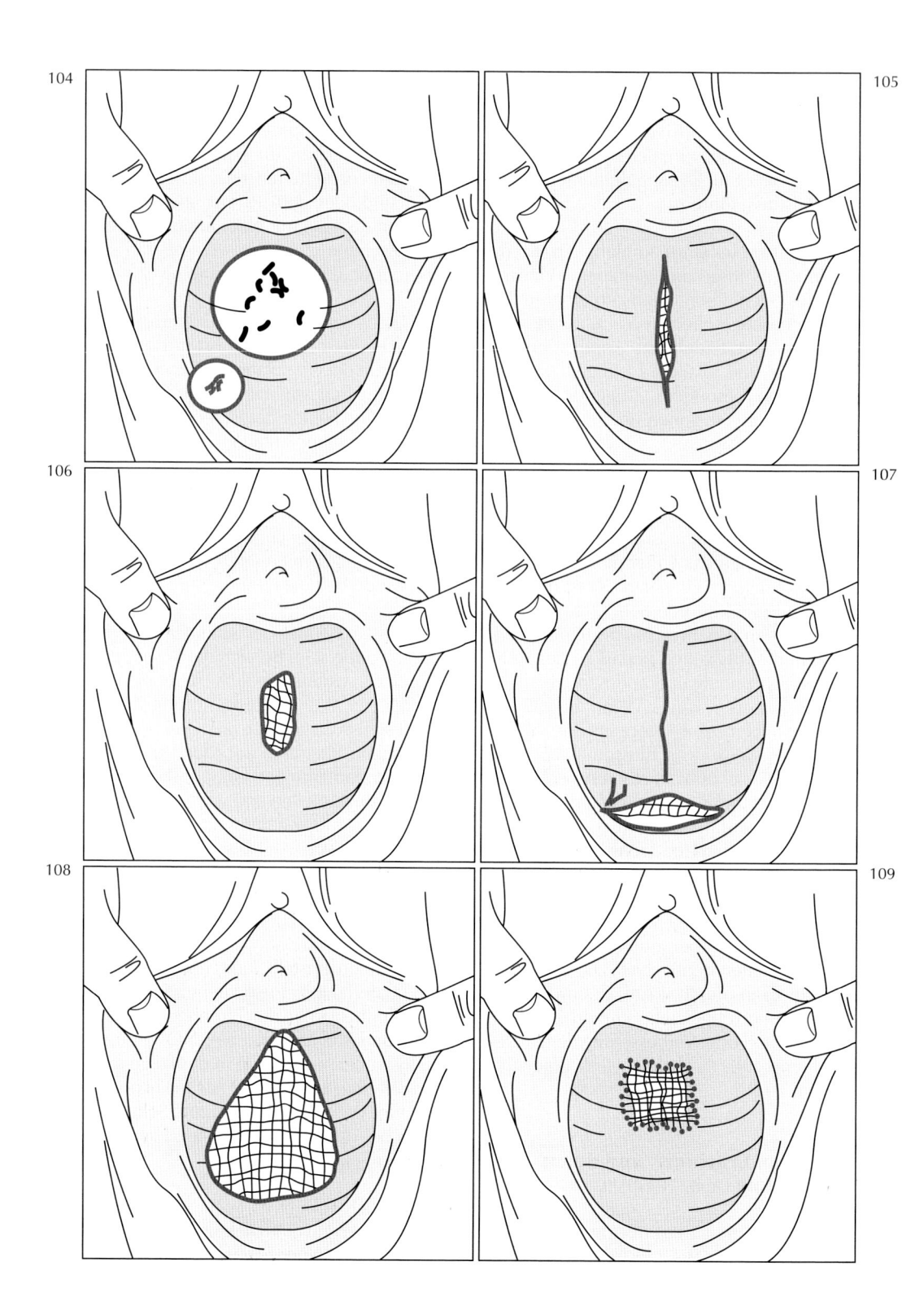

68

Abb. 104–109
Typen von Erosionen und
deren Behandlung

◁

stützten rein abdominalen Sakropexie (Abb. 106). Lokale Irritationen, unter konsequenter lokaler Östrogentherapie zwar relativ selten aber nicht gänzlich unbekannt, führen zu einer Erosion. Ebenso kann das Ausbilden von Falten hier irritativ wirken und die Erosion bewirken. Behandelt wird nach den nebenstehenden Regeln.

Bei gleichzeitig durchgeführten Hysterektomien ist darauf zu achten, dass vor allem die Kolpotomie der Vorderwand (auch der Hinterwand) mit einem Abstand von ~ 1–1,5 cm von der Quernaht des Scheidenverschlusses endet, um die Durchblutung in diesem Areal nicht so zu vermindern, dass hier eine Nekrose zur Dehiszenz und damit zur Erosion führt. Bei diesen Patientinnen findet sich oftmals dann auch im Bereich der Implantatkante, bedingt durch den multifilen Faden, ein Granulationspolyp mit seiner typischen blutig-serösen Sekretion (Abb. 107). Entfernung des Fadens (nach entspechendem Intervall) und Rückschneiden des zu Tage getretenen Netzes können zusammen mit einer lokalen Granulationsförderung durch AgNO$_3$ gegebenenfalls auch ohne Sekundärnaht zur Abheilung führen. Gegebenenfalls kann aber bei diesen Patientinnen ein sekundärer Nahtverschluss am Scheidenabschluss erforderlich werden.

Hämatombildungen und ausgedehnte Blutungen im Bereich der Lappen mit (exzessiver) Koagulation sind oftmals Vorläufer solcher großflächiger Erosionen (Abb. 108). Aber auch ausgedehntere Senkungen mit ihrer Sklerosierung der Gefäße oder trotz ausreichender lokaler Estrioldosis, sich aufgrund der Überdehnung nicht verdickenden (atrophen) Scheidenwände, können Ursache sein. Solche Zustände sind damit auch nicht immer vermeidbar. Treten diese auf, werden Kliniker und Niedergelassene gleichermaßen gefordert, denn hier hilft einzig Geduld und eine lokale Therapie, die reichlich Estriol und wegen der bakteriellen Besiedlung des Granulationsgewebes bisweilen auch den Einsatz von antimikrobiellen Substanzen (z. B. *Vagihex*) benötigt, bis der Defekt aus der Tiefe heraus ausgranuliert ist. Dann kann das sichtbare Netz reseziert und die Epithelialisierung der Oberfläche mit AgNO$_3$ induziert und gefördert werden.

Nicht selten stellt sich eine Patientin wegen des erosionsbedingten Ausflusses besorgt wieder vor. Indolentere Patientinnen, vor allem wenn sie konsequent östrogenisieren, sind im Vorteil: Hier trifft man auf einen völlig ausgranulierten und sekundär epithelialisierten Wundgrund über dem, wie aufgelegt nun das Netz liegt, das an den Grenzen der ursprünglichen Erosion mit seinen Fädchen dann in die Tiefe durch die Scheidenhaut eindringt (Abb. 109). Hier reicht es aus, an jedem einzelnen durchtretenden Fädchen, etwas zu ziehen (feines stumpfes Klemmchen) und mit einer Schere jeden Faden einzeln zu durchtrennen (gegebenenfalls in kurzer Narkose). Eine weitere Behandlung ist hier in aller Regel nicht erforderlich. Die Patientin soll aber weiter konsequent lokal östrogenisieren. Da sich eine stabile Bindegewebsschicht um die Netzmatrix gebildet hat, ist die Resektion von Netz im Rahmen der Erosionsbehandlung meistens nicht mit einer Instabilität verbunden.

Literatur

Übersichtsliteratur

1. Abramowitz L, et al. Are sphincter defects the cause of anal incontinence after vaginal delivery? Results of a prospective study. Dis Colon Rectum 2000; 43: 590–596.

2. Beco J, Mouchel J, Nelissen G, editors. La périnéologie … comprendre un equilibre et le préserver. Groupement européen de périnéologie. Verviers, Belgium: Odyssee 1372; 1998.

3. Benson JT, Lucente V, McClellan E. Vaginal versus abdominal reconstructive surgery for the treatment of pelvic support defects: a prospective randomized study with longterm outcome evaluation. Am J Obstet Gynecol 1996; 175: 1418–1421.

4. Chou Q, et al. Clinical presentation of enterocele. Obstet Gynecol 2000; 96: 599–603.

5. DeLancey JO. Anatomic aspects of vaginal eversions after hysterectomy. Am J Obstet Gynecol 1992; 166: 1717–1724, discussion 1724–1728.

6. Fischer A. Chapter editor of Section 6: Female urology. Author of Introduction, chapters 42 (Transvaginal Tension-free Slings), 43 (Transobturator Tension-free Slings) and 45 (Prolapse Surgery). In: Hohenfellner R, Fitzpatrick JM, Mc Aninch JW, editors. Advanced Urologic Surgery. 3rd ed. Blackwell Publishing UK, USA, AUS; 2005.

7. Fischer A, et al. OP-Atlas Praktische Urogynäkologie: Implantatunterstützte Deszensuschirurgie. 1. Aufl. Lucas Birgit; 2007.

8. Fischer A. Praktische Urogynäkologie – spannungsfrei. Operative spannungsfreie Konzepte auf der Integraltheorie von Petros und Ulmsten basierend mit einem Geleitwort von Prof. Peter Petros. 2. Aufl. Frankfurt: Haag und Herchen; 2006.

9. Fischer A. Spannungsfreie Operationstechniken in 3 Teilen. gynäkol prax 2003; 27: 479–494, 681–691; 2004; 28: 79–107.

10. Glia A, et al. Constipation assessed on the basis of colorectal physiology. Scand J Gastroenterol 1998; 33: 1273–1279.

11. Gooneratne ML, Scott SM, Lunniss PJ. Unilateral pudendal neuropathy is common in patients with fecal incontinence. Dis Colon Rectum 2007; 50: 449–458.

12. Kairaluoma MV. Functional obstructed defecation syndrome. Duodecim 2009; 125: 221–225.

13. Kamm A, Lennard-Jones JE, editors. Constipation. Petersfield: Wrightson Biomedical Publishing; 1994.

14. Lingemann B. Proktologische Praxis. 2 Aufl. München: Hans Marseille Verlag; 2001. S. 11–160.

15. Petros PE, et al. An integral theory and its method for the diagnosis and management of the female urinary incontinence. Scand J Urol Nephrol 1993; 153: 89–93.

16. Petros PE, Ulmsten U. An integral theory of the female urinary incontinence. Acta Obstet Gynecol Scand Suppl 1990; 153: 1–78.

17. Richardson AC. Enterocele, vaginal prolapse, pelvic hernia, recognition and treatment. Am J Obstet Gynecol 1981; 140: 53–61.

18. Richardson AC. The anatomic defects in rectocele and enterocele. J Pelvic Surg 1995; 1: 214–221.

19. Schwandner O, et al. Differential diagnosis in descending perineum syndrome. Chirurg 2004; 75: 850–860.

20. Shull BL, et al. Preoperative and postoperative analysis of site-specific pelvic support defects in 81 women treated with sacrospinous ligament suspension and pelvic reconstruction. Am J Obstet Gynecol 1992; 166: 1764–1768, discussion 1768–1771.

21. Teunissen TA, Lagro-Janssen AL. Fecal incontinence: prevalence and role of rupture of the anal sphincter during delivery; literature analysis. Ned Tijdschr Geneeskd 2000; 144: 1318–1323.

Netzimplantate

22. Fischer A. Prolapse surgery using biomaterials. Euro Urol 2002; 1: 29–32.

23. Iglesia CB, Fenner DE, Brubaker L. The use of mesh in gynaecologic surgery. Int Urogynecol J Pelvic Floor Dysfunct 1997; 8: 105–115.

Anale Inkontinenz und Verstopfungssyndrom

24. Meschia M, et al. Prevalence of anal incontinence in women with symptoms of urinary incontinence and genital prolapse. Obstet Gynecol 2002; 100: 719–723.

Diagnostik

25. Choi DL, Ekberg O. Functional analysis of anorectal junction: defecography. Rofo Fortschr Rontgenstr 1988; 148: 50–53.

26. Furst A, et al. Coloproctological diseases of the pelvic floor. Radiologe 2000; 40: 446–450.

27. Goh V, et al. Dynamic MR imaging of the pelvic floor in asymptomatic subjects. AJR Am J Roentgenol 2000; 174: 661–666.

28. Halligan S, et al. Enterocele reveald by simultaneous evacuation proctography and peritoneigraphy: does the defecation block exist? Am J Roentgenol 1996; 167: 461–466.

29. Hetzer FH, et al. MR defecography in patients with fecal incontinence: imaging findings and their effect on surgical management. Radiology 2006; 240: 449–457.

30. Lienemann A, et al. Dynamic MR colpocystorectography. A new methods for evaluating pelvic floor descent and genital prolapse. Aktuelle Radiol 1996; 6: 182–186.

31. Lienemann A, et al. Functional MRI of the pelvic floor. The methods and reference values. Radiologe 2000; 40: 458–464.

32. Roos JE, et al. Experience of 4 years with open MR defecography: pictorial review of anorectal anatomy and disease. Radiographics 2002; 22: 817–832.

33. Schwandner O, et al. Differential diagnosis in descending perineum syndrome. Chirurg 2004; 75: 850–860.

34. Skomorowska E, et al. Videodefaecography combined with measurement of the anorectal angle and of perineal descent. Acta Radiol 1987; 28: 559–562.

35. Thakar R, Sultan AH. Anal endosonography and its role in assessing the incontinent patient. Best Pract Res Clin Obstet Gynaecol 2004; 18: 157–173.

36. Vanbeckevoort D, et al. Pelvic floor descent in females: comparative study of colpocystodefecography and dynamic fast MR-imaging. J Magn Reson Imaging 1999; 9: 373–377.

37. Varea CV, et al. Role of manometry, defecography and anal endosonography in the evaluation of colorectal disorders. Rev Esp Enferm Dig 2000; 92: 147–159.

Nicht-operative Therapie

38. Harvey MA. Pelvic floor exercises during and after pregnancy: a systematic review of their role in preventing pelvic floor dysfunction. J Obstet Gynaecol Can 2003; 25: 487–498.

39. Buchmann P, Rechsteiner M, Jacobs P. Defecation problems: incontinence, constipation and impeded defecation; why and what can be done? Ther Umsch 1997; 54: 171–184.

40. Norton C, Cody JD, Hosker G. Biofeedback and/or sphincter exercises for the treatment of faecal incontinence in adults. Cochrane Database Syst Rev 2006 Jul 19; 3: CD002111.

41. Tack J, Müller-Lissner S. Treatment of chronic constipation: current pharmacologic approaches and future directions. Clin Gastroenterol Hepatol 2009; 7: 502–508.

Autorenverzeichnis

BENDER HERIBERT, Dr.
ehemaliger Chefarzt
der Chirurgischen Abteilung
am Scivias Krankenhaus St. Josef,
Rüdesheim

Carl-Orff-Straße 65
55127 Mainz

DERE MUSTAFA KEMAL, M.D.
ehemaliger Oberarzt
am Scivias Krankenhaus St. Josef,
Rüdesheim

Elberfeldstraße 52
58095 Hagen

FINK THOMAS, Dr.
ehemaliger leitender Oberarzt
am Scivias Krankenhaus St. Josef,
Rüdesheim

Alexandrastraße 20
65187 Wiesbaden

FISCHER ARMIN, Dr.
Chefarzt der Frauenklinik, AGUB III
Rekonstruktives Beckenbodenzentrum
Rüdesheim
Scivias Krankenhaus St. Josef

Eibinger Straße 9
65385 Rüdesheim am Rhein

armin.fischer@scivias-caritas.de

Sachverzeichnis

Algorithmus, diagnostischer, Verstopfungssyndrom bzw. Analinkontinenz 36
–, therapeutischer, Verstopfungssyndrom bzw. Analinkontinenz 37
Analinkontinenz, Algorithmus, diagnostischer 36
–, –, therapeutischer 37
Analprolaps 17
Anterior mesh repair 29
Anterior transobturator mesh 62
–, Operation 29
Antibiotikaprophylaxe 20
ATOM s. Anterior transobturator mesh
ATOM-Operation 30, 31, 33
–, Prinzip 39
Ausscheidungsurogramm 21

Band-Netz-Kombinat 30
Bandscheibenerkrankungen 13
Bauchdeckenfasziendefekt 9
Beckenbodendefekte 7
Beckenbodeninsuffizienz, globale 10
–, kombinierte 8

Beckenbodenmuskulatur 27
Beckenbodenstabilität 9
Beckenbodentraining 19
Befunddokumentation 20
Behandlung, konservative 19
–, operative 27
–, postoperative 23
Belastungsinkontinenz 27
–, larvierte 12
Biofeedbackstimulation 19
Blasen- und Darmfunktionsstörungen, präexistente 13
Blasentraining 23
Blasenvorfall 17

Cul-de-Sac-Syndrom 35

Darmpassagezeit 12
Darmprolaps 13
Darmresektion 36
Defäkationsprobleme 12
–, obstruktive 13

Defäkographie 12
Defekte, fasziale 9
Descending-perineum-Syndrom 21
Descensus genitalis 27
Descensus uteri 63
Deszenuschirurgie, Entwicklung 29
Deszensuseingriffe 20
Diagnostik 72
–, koloproktologische 12
Dissektionstechnik, Implantate 66
Distensionsrektozele 13
Douglas-Raum 38
Dranginkontinenz 24
Drucktransmissionstheorie
  nach Enhörning 27

Elektrostimulation 19
Endosonographie 21
Enterozele 10, 11
Entleerungsstörung 24
Erfolgsstrategien 61
Erosionen, Behandlung 67
–, Management 66
–, Typen 67

Fadensakrokolpopexie, abdominale 29
Fascia pelvis 9
Fast-Track-Chirurgie 23
Faszienzügelplastik nach Williams-
  Richardson 29

Gebärmuttervorfall 17
Geburtsverletzungen 16
Grundsieb, vaginales und
  abdominales 44

Hämorrhoiden 17
Harninkontinenz 12
Hysterektomie 11, 20

Implantat 24
–, Dissektionstechnik 66
–, Faltenbildung 32
–, Größe 61
–, Handhabung 61

Implantat, Koagulationstechnik 66
–, Material 66
–, Mesh 30
–, Zuschneiden 65
Infusionstherapie 24
Inkontinenz, anale 12, 13, 15
–, –, Analprolaps 17
–, –, passive 15
–, Diagnostik 21
Interponat 30
Interponatchirurgie, Dissektions-
  technik 66
–, Implantate 61
–, –, Größe 61
–, –, Material 66
–, Koagulationstechnik 66
–, Operationsindikation 61
–, Wundversorgung 66
Intussuszeption 12, 15

Koagulationstechnik, Implantate 66
Kolondoppelkontrasteinlauf 12, 21
Kolonkontrasteinlauf 21
Kolontransitzeit 21
Koloskopie 12, 21
Kolpitis 20
Kolposuspension nach Burch 27
Kolpotomie, hintere 42
–, Spannung 66
Kombinationseingriffe 38
–, abdominale Phase 42
Kompartiment, kolo-proktologisches 7
Kompartmentdefekte, vordere 62
–, zentrale und posteriore 63
Kontinenzverhalten 20

Lateral defect repair 29
Levatorplastik 25

Management, präoperatives 19
Menopause 17
MR-Sphinktertomographie 21
MRT, dynamische 20
Multiple Sklerose 13
Muskelstatus 20
Myorrhaphie 25

Narben, schrumpfende 30
Netzimplantate 72
Neuropathie, diabetische 13

Obstipation, diagnostischer
    Algorithmus 36
Operationsindikation 61
Operationsverlauf 43-60
–, Instrumente 43, 44
Östrogenisierung, prä- und
    postoperativ 66
Östrogenstatus, lokaler 20
Östrogentherapie 19
–, lokale 23, 25
Outlet-Obstruktion 25

Parkinsonismus 13
Periduralanästhesie, thorakale 23
Perinealsonographie 20
Perineologie 8
Polypropylenimplantate 25
Prolaps, asymptomatisch 25

Rekonstruktion, autologe 10
Rektopexie 34, 35
–, Begleiterscheinungen 34
–, Folgen 34
–, minimal-invasive 34
Rektozele 10, 13
–, Behandlung, chirurgische 34
–, hohe 14
Rektum 13
Rektumprolaps, innerer 12, 15
Richardson-Operation, abdominale 29
Ruptur 27

Sakrokolpopexieoperation,
    Zustand nach 65
Sakropexie 27
–, abdominale netzunterstützte 29, 69
–, infrakokzygeale 30
–, 4-Punkt-ATOM-unterstützte 38

Scheidenfixierung 24
Scheidenhautresektion 66
Scheidenvorfall 17
Senkungsleiden 38
Sensibilität, propriozeptive 13
SERATOM-Fixierung, Formen 40
–, Operationsablauf 47
Sigmoido- und Enterozele 12
Sonographie, Nieren 20
–, transrektale 16
Spannungen, postoperative 25
Sphinkterinsuffizienz, anale 12
Sphinktermanometrie 21
Sphinktermapping,
    elektromyographisches 21
Sphinktertomographie 21
Stuhldranginkontinenz 15
Stuhldrangsymptome 12
Symptome, postoperative 27

Therapie, nicht-operative 73
Therapiekonzept, interdisziplinäres 32
Traktionszystozele 10

Untersuchung, neurophysiologische 21
Urodynamik 20
Urogynäkologie 7

Vaginae fixatio vaginal 29
Vaginaefixatiooperation, Zustand nach 64
Vaginopexie 27
Verriegelung, Douglas-Raum 38
Verstopfungssyndrom 72
–, Algorithmus, diagnostischer 36
–, –, therapeutischer 37
Vorderwandplastik 29

Wundheilungsstörungen 65

Zelenbildung 13
Zystostomie, suprapubische 23